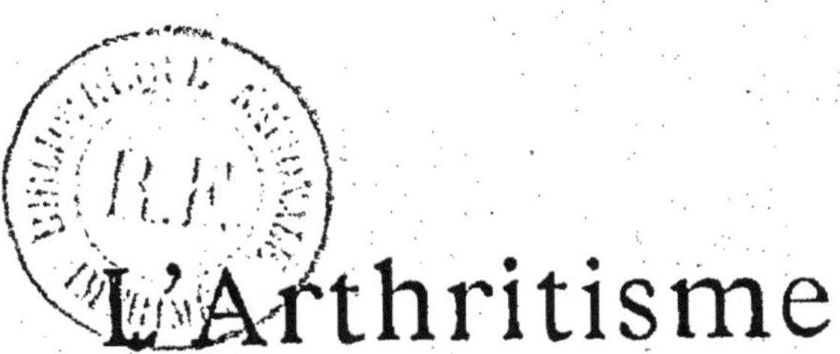

L'Arthritisme

Dr E. MONIN

L'ARTHRITISME

(Médecine et Hygiène des Riches)

« In morbis vita sana superstes. »

PARIS

OCTAVE DOIN, ÉDITEUR

8, PLACE DE L'ODÉON, 8

DOCTEUR E. MONIN

L'ARTHRITISME

(Médecine et Hygiène des Riches)

« In morbis vita sana superstes. »

PARIS

OCTAVE DOIN, ÉDITEUR

8, PLACE DE L'ODÉON, 8

PRÉFACE

Substratum de toute jouissance, la santé est comme le bonheur; on ne l'apprécie que par contraste. Nous détestons la maladie, parce qu'elle est une injure au plus puissant de nos instincts : l'instinct de la conservation.

Que la Nature élimine les faibles et les imparfaits, c'est là une loi de biologie générale parfaitement admissible; mais, voir tous les jours les plus vaillants, les plus vivants, périr par l'exagération nutritive, voilà qui est fait pour nous étonner et nous remplir d'émoi. C'est pourquoi j'ai entrepris, une fois de plus, la tâche de guérir et de préserver, dans la mesure du possible, les personnes dont l' « excès de santé » menace l'équilibre physiologique dans ses sources les plus vives.

Prolonger la vie des infirmes, c'est une noble tâche, bien que ce soit, en fin de compte, travailler implicitement à la dégénérescence de la race humaine... Préserver les forts de l'épée de Damoclès qui les menace, eux et leur descendance; leur apprendre à louvoyer, en matière d'hygiène individuelle, entre le trop et le trop peu : voilà un programme de prophylaxie plus pratique. J'ai cherché à le remplir dans ce petit volume, dont il serait facile de critiquer les imperfections et les lacunes, rendues presque fatales par le désir primordial de la clarté.

La diathèse arthritique, qui se dérobe dans les descriptions abstraites, s'impose, comme l'a très bien dit Grasset, dans les réalités cliniques. Un homme qui tend à l'obésité, qui se plaint de migraines, de douleurs musculaires, articulaires ou névralgiques, concordant avec les variations de l'atmosphère; un sujet dont les digestions sont lourdes, acides, flatulentes, dont la peau fonctionne exagérément; qui est soumis à la constipation, aux hémorroïdes, au diabète, aux attaques de goutte : voilà, pour tout clinicien, ce qu'on appelle un arthritique. Le rhumatisme et la goutte représentent, au total, les deux branches principales du tronc de l'arthritisme. Le retard des actes nutritifs, la tendance aux congestions, aux concrétions viscérales et à la sclérose artérielle, la prédominance des acides dans les humeurs et l'insuffisance notoire des oxydations organiques comme des éliminations nécessaires : voilà encore des symptômes caractéristiques de la maladie bourgeoise par excellence.

Plus on se voue à l'étude des affections chroniques, plus on reste convaincu de la puissance et de l'ubiquité de cette grande diathèse : l'arthritisme, la seule, du reste, qui surnage dans le lot semi-duodécimal qu'admettaient, il y a moins d'un siècle, toutes les nosologies. Aujourd'hui, les idées philosophiques des anciens ont été sapées et détrônées de toutes parts : nous sommes arrivés à un tournant dans l'histoire de la médecine. Puissent les contradictions, puissent les luttes de la chimie et du microscope, nous délivrer enfin des systèmes, ces *fétiches auxquels furent immolées, médicalement parlant, tant de victimes humaines! Déjà, nous possédons sur la nutrition un certain nombre d'axiomes qui nous permettent de mieux raisonner nos théorèmes thérapeutiques; malheureusement, trop de petites trouvailles nuisent encore à la vue d'ensemble, les arbres empêchant (comme le dit le proverbe latin) de voir la forêt. La médecine actuelle ressemble fort à l'un de ces palimpsestes, où l'on a bien de la peine à déchiffrer et à faire revivre le texte primitif. D'insipides antiennes, stratifiées peu à peu, ont recouvert la tradition et obscurci le sens commun de l'art de guérir...*

Pleine de suffisance, la jeune École médicale (cet âge est sans pitié!) aime à jeter allègrement par-dessus bord les principes et opinions des plus grands de nos devanciers. Elle croit ainsi supprimer les résultats d'une longue expérience contrôlée par les siècles et infirmer les conclusions de l'observation minutieuse des vieux cliniciens, qui pâlit aujourd'hui devant la culture trop exclusive des sciences de laboratoire. Mais ce n'est guère

par cette intransigeance qu'on sert le progrès : avant
toute conquête nouvelle, il faut conserver, sinon le
culte, du moins le respect de la tradition et s'efforcer de concilier, quand on le peut, les anciens
et les modernes. En faisant table rase des idées
de nos anciens maîtres, les présomptueux de notre
époque ne font guère que favoriser les entreprises
audacieuses et avides des charlatans : ne suffit-il
pas d'exhiber les contradictions constantes de notre
art, pour enlever souvent à l'homme souffrant toute
foi scientifique? Alors, rien n'est plus aisé que
d'exciter la crédule curiosité de l'incroyant, en présence de remèdes plus ou moins mystérieux ou
censés seulement nouveaux...

Instruire et éclairer le grand public, tel a toujours été le but de mes publications. Ce n'est pas
encore dans ce livre que je présenterai la panacée
merveilleuse, capable de réaliser immanquable-
ment le vir quadratus, ce proche parent du mouton à cinq pattes! Je crois seulement y avoir donné
nombre de conseils et de formules utiles : tout ce
qui m'a frappé, d'ailleurs, au point de vue cli-

nique, dans une pratique déjà ancienne, je l'ai noté avec le plus grand soin, pensant, avec Flaubert, que ces impressions du moment peuvent revenir, mais pas les mêmes et pas de la même façon, et qu'il importe, avant tout, de ne rien perdre, en fait de pratique curative surtout... On ne sait vraiment bien que ce qu'on a trouvé : mais la réverbération, en matière de philosophie médicale, vaut souvent plus que la spontanéité.

Être dans la science un littérateur et dans la littérature un savant, ce n'est pas une mince ambition. C'est là le noble idéal que j'ai toujours suivi devant mes yeux : cependant, avant toute recherche littéraire, je place d'abord la clarté, qualité indispensable pour que le lecteur s'intéresse à la vulgarisation de la médecine. La précision dans le style n'est, du reste, pas seulement utile au vulgarisateur : elle est le véritable cachet de la science..., ou, du moins, elle le fut et devrait l'être toujours. Obscuritate rerum verba obscurantur.

Dr E. MONIN.

Paris (7, rue Royale).

L'ARTHRITISME

CHAPITRE PREMIER

L'HÉRÉDITÉ ARTHRITIQUE

L'HÉRÉDITÉ est, assurément, le facteur le plus important de la prédisposition morbide. La transmission par nos parents des défauts physiques et des particularités pathologiques n'a jamais été douteuse, même pour Hippocrate et Aristote. Mais ce sont des recherches presque contemporaines qui ont fait de l'hérédité « la cause des causes » des maladies.

A la vérité, nous héritons plutôt des prédispositions morbides ou de la *réceptivité* que des maladies elles-mêmes. L'hérédité est surtout paternelle pour la grande diathèse humorale, l'arthritisme, tandis que l'influence maternelle semble créer plus volontiers les tares névropathiques. Cela n'empêche pas, d'ailleurs, l'arthritisme de subir ses transmutations habituelles et d'apparaître rarement similaire à lui-même.

Je dirai plus : on ne rencontre guère l'hérédité vraie que pour les affections morbides transformables. C'est monnaie courante d'observer une père dartreux procréant des enfants rhumatisants ou hémorroïdaires, un goutteux des hépatiques ou des graveleux, un asthmatique des migraineux, des obèses et des diabétiques. Le vice arthritique ne s'augmente point par la transformation héréditaire; il s'affaiblit plutôt et perd de sa vigueur. Mais sa rétrogradation donne souvent naissance à des formes chroniques et bâtardes de la diathèse, sur lesquelles les traitements rationnels ont rarement beaucoup de prise (maladies du système nerveux central, psychoses, tumeurs malignes). A mesure, d'ailleurs, que l'hérédité se répercute, l'économie présente à son égard une force réactionnelle moins marquée. La nutrition, alors, ne se borne pas à se ralentir : elle dégénère visiblement, ou, tout au moins, subit d'implacables modifications.

Quand on ne trouve pas de tare héréditaire dans la famille d'un *goutteux*, écrit Cullen, on doit soupçonner la fidélité conjugale de la mère !

Les parents arthritiques donnent souvent naissance à des enfants lymphatiques, c'est-à-dire éminemment prédisposés à la scrofulo-tuberculose. C'est ainsi qu'en physiologie la richesse engendre la misère; c'est ainsi que l'acidité des humeurs et l'abondance des tissus en déchets nutritifs se chiffrent, chez les descendants, par une mauvaise crase du sang et par des éléments anatomiques d'une faible résistance aux microbes et aux toxines.

Les arthritiques fournissent aussi des pro-

duits dont on remarque, de bonne heure,
l'excessive irritabilité nerveuse. Or, étant
données les difficultés actuelles de la lutte
vitale chez ces excitables, il est facile de
concevoir et de prédire le surmenage et
la neurasthénie, son acolyte, deux conséquences presque obligatoires et souvent précoces de la diathèse.

L'arthritisme nous apparaît donc comme le
type des maladies familiales. C'est pourquoi
son rôle est si vaste dans la pathologie
actuelle. L'hérédité, cette mémoire de l'espèce, possède, sur la destinée des descendants d'arthritiques, une influence primor-
diale. Assurément, rien n'est plus persistant,
par conséquent plus difficile à atteindre, que
la cause prédisposante des maladies et des
séries morbides. Mais n'est-ce point quelque
chose que de discerner les menaces orageuses
de l'avenir et de pouvoir libeller, de bonne
heure, une ordonnance préventive? Que de
fois n'est-il pas possible, par le règlement

méthodique des recettes et des dépenses organiques (au moyen de ces deux grands modificateurs hygiéniques : l'alimentation et l'exercice), de modifier à fond la diathèse, et de
placer, en tout cas, le client à l'abri de complications menaçantes pour sa sécurité vitale [1]?

S'il est vrai que nous portons tous, en
naissant, les causes de notre destruction
(chaque homme, suivant Hippocrate, vient
au monde affligé d'une maladie mortelle, qui
est la vie), l'expérience nous a révélé méticu-
leusement l'art d'accroître nos moyens de
défense naturelle contre la mort et de fortifier
énergiquement notre sol organique contre
l'incessante agression de nos ennemis morbides. Un homme d'esprit a dit que le médecin instruit guérit toutes les maladies, sauf la

[1] L'arthritis fait souvent irruption dans la descendance des
ouvriers devenus bourgeois, qui n'ont pas su s'accommoder,
par une serte d'accoutumance héréditaire, au mode inusité
de leur nutrition ; il faut plusieurs générations, aussi bien
pour s'acclimater au milieu social que pour s'adapter au
climat. (BOUCHARD.)

dernière. Il est certain que, de nos jours surtout, le public peut et doit avoir confiance dans la valeur salutaire d'un art basé surtout sur la prophylaxie des complications et sur l'éloignement des causes destructives avérées.

C'est à l'économie politique qu'appartient surtout la lutte contre l'hérédité et en faveur de la régression des diathèses. Faisons (comme l'a dit H. Spencer) de bons animaux : favorisons les riches croisements. L'influence héréditaire est puissante pour le bien comme pour le mal. Voyez comme la tare pathologique s'élargit dans la descendance : *Similia similibus paruntur aut gignuntur.* C'est au mariage physiologiquement mieux compris qu'il incombe de prévenir les influences malfaisantes sur les individus et sur la race[1]. Meilleur choix des générateurs : voilà le seul engin d'atténuation pour notre péché originel et

[1] Voir mon livre *L'Hygiène des sexes* (5e édition).

pour nos germes héréditaires. Par de bons croisements, la nature se rectifie, les familles échappent à la destruction, les races les plus fatiguées se renouvellent.

Il importe surtout d'éviter les mariages consanguins. Ils multiplient et portent au carré les néfastes effets de l'hérédité, et sont d'autant plus à combattre que les arthritiques sont un peu comme les névropathes : ils s'attirent et s'unissent volontiers. Aussi, combien de familles apparaissent, de nos jours, entachées du vice héréditaire neuro-arthritique ! Combien en souffrent et en meurent !

Lorsqu'on n'a pas été assez heureux pour arracher l'enfant aux périls de la probabilité morbide héréditaire, l'hygiène et l'éducation du premier et du deuxième âge (autrement dit, l'influence du milieu) peuvent encore beaucoup pour l'éradication des germes dia-thésiques. L'air, l'eau et l'aliment consti-tuent toujours, comme aux temps fabuleux des Asclépiades, le trépied curateur sur lequel nous devrons appuyer toute résistance raisonnée aux hécatombes de l'arthritisme héréditaire. On doit attendre aussi les meilleurs résultats de la *cure de ferments;* nous prescrivons, de préférence, les ferments de raisins du Dʳ Pégot, qui a su, par des cultures successives, augmenter considérablement l'activité curative et modificatrice de la méthode.

Il y a aussi un élément curatif et prophylactique important, c'est la sagesse de la vie. Médecins, quelle chute pour nous (comme le dit, à peu près, La Bruyère) si nos clients s'avisaient de se donner tous le mot d'être sages ! Mais, jeune, l'homme sent sa force et en abuse pour se la prouver. Il dépense sa santé pour conquérir la fortune et les plaisirs : bientôt, il dépensera sa fortune et sacrifiera tous les plaisirs, pour ravoir la santé ! C'est souvent à quarante ans que Dieu met sur nos têtes la pincée de cendres (Barbey d'Aurévilly) pour nous indiquer la fin de notre carnaval...

CHAPITRE II

LE RHUMATISME, SES MODALITÉS
ET SON TRAITEMENT

« DEVINEZ ce que c'est, ma fille, que la
chose du monde qui vient le plus
vite et s'en va le plus lentement; qui vous
fait approcher le plus près de la convalescence
et vous en retire le plus loin; qui vous fait
toucher l'état le plus agréable et vous empêche
le plus d'en jouir? Ne sauriez-vous le devi-
ner? Jetez-vous votre langue aux chiens? C'est
le rhumatisme... »

Malgré les progrès de la thérapeutique,
cette boutade de la grande Marquise à Mme de
Grignan est toujours exacte. S'il est une

entité pathologique ondoyante et diverse, c'est bien celle-là. Les causes occasionnelles du rhumatisme sont toutes celles qui portent entrave au bon fonctionnement de la peau : le froid humide, les variations atmosphériques, le logement malsain, dans les maisons trop nouvellement bâties, le vêtement mal compris ou insuffisant, provoquent ainsi des manifestations rhumatismales.

Ce sont surtout les tissus organiques dont la vitalité est affaiblie et les régions qui fatiguent le plus (genoux, chevilles, membre supérieur droit) qui sont exposés de préférence à leurs atteintes.

Il n'est guère de maladie à allures plus variées que le rhumatisme : mais on peut affirmer que toutes ses variétés se trouvent réveillées par la saison printanière. Les anciens attribuaient ce réveil aux perturbations des perspirations sudorales : les fonctions de la peau, stimulées par les premières chaleurs, se troubleraient sous l'action d'une *vicissitude* atmosphérique quelconque et le rhumatisme serait engendré par cette « répercussion » de matériaux destinés à l'élimination. Aujourd'hui, les théories changent : le rhumatisme, au moins dans sa forme aiguë articulaire, ne serait autre chose qu'une maladie infectieuse fébrile, dont les bacilles pathogènes (d'ailleurs *inconnus*) entreraient dans l'organisme par la voie amygdalienne : c'est pour cela (non pas que *votre fille est muette*), c'est pour cela que l'attaque aiguë rhumatismale est fréquemment précédée d'angine, observation faite par tous les cliniciens.

En dehors de ses complications sur le cœur, et plus rarement sur la plèvre, le rhumatisme articulaire aigu est surtout dangereux par la fièvre intensive et la sérieuse anémie qu'il détermine. De plus, pendant l'attaque, le sang se charge de fibrine et reste ainsi une sorte de source de prédisposition aux douleurs rhumatismales ultérieures, — formes *subaiguës*, où la souffrance est peut-être moins ·exquise, mais tout aussi mobile et davantage rebelle.

Le traitement de la crise aiguë réside dans une alimentation légère composée d'œufs à la coque, bouillies de céréales, panades légères, un peu de bon vin de quinquina. Comme boisson, le lait est la meilleure des tisanes éliminatrices. On l'additionne de 2 grammes de salicylate de sonde et 5 grammes de bicarbonate par litre : le fébricitant boit avidement ses trois litres par jour, qui recèlent le remède spécifique de son arthrite aiguë. Si la soif est encore vive, j'ajoute quelques tasses de décoction d'*ephydra vulgaris*, plante populaire en Russie contre le rhumatisme. En cas de constipation, j'ai recours à Hunyadi Janos ou au phosphate de soude (dose de 30 grammes pour ce sel). Localement, je fais, trois fois par jour, sur les articulations engorgées, des onctions douces au moyen du mélange : huile de ricin 150, liniment de Rosen 75, acide salicylique 15, essence de wintergreen 10 (agiter avant de s'en servir), et je recouvre d'épaisses couches d'ouate les parties frictionnées.

Pour éviter les rechutes aiguës, il est bon de continuer le salicylate de soude à faible dose. Cette médication a la propriété de défibriner le liquide sanguin. Lorsque la convalescence est franchement établie, je conseille l'emploi de l'huile de foie de morue, de l'iodure de fer et de l'arséniate de strychnine (2 à 5 milligrammes par jour).

Le rhumatisme musculaire est caractérisé par des douleurs sourdes localisées, qu'exaspère la contraction des muscles atteints. Parfois très fugace et comme crampoïde, d'autres fois affectant les allures d'une déchirure ou d'une brûlure, le rhumatisme musculaire atteint, avec prédilection, la partie postérieure du tronc. Les douleurs vives éprouvées en tournant la tête, en se baissant, en éternuant, sont ordinairement du rhumatisme musculaire : torticolis, lumbago, pleurodynie...

La cause occasionnelle en est fréquemment

dans un courant d'air qui supprime brusquement la transpiration. Le meilleur traitement
consiste dans les ventouses sèches ou scarifiées ; dans le cas de généralisation, je préconise avec ferveur les bains de sable chaud, qui
non seulement sont très sudorifiques, mais
agissent, à la manière du massage, en suracti-
vant la circulation locale.

Il existe certaines douleurs rhumatismales
d'origine nettement professionnelle. L'une des
plus curieuses, récemment étudiée, est la *talal-
gie* : c'est une douleur chronique du talon, qui
surgit chez les arthritiques dont la profession
réclame une station debout longuement soutenue (sergents de ville, douaniers, etc.). Cette
douleur, peu forte le matin et presque nulle
pendant le repos de la nuit, devient aiguë et
contusive durant la marche. A côté de la ta-
lalgie, on a décrit la *métatarsalgie*, douloureuse affection qui se manifeste souvent chez
les neuro-arthritiques, à la suite de la contusion la plus simple. La douleur, assez angois-

sante pour provoquer parfois des crises con-
vulsives, cesse généralement dès que le pied
se trouve libéré de sa chaussure.

La douleur sternale des tonneliers, la douleur de la tête du péroné, chez les tailleurs,
les crampes professionnelles des écrivains, des
pianistes, des trayeuses de vaches, etc., nous
représentent aussi des endolorissements par
contusion chronique, fort rares en dehors de
l'arthritisme. Leur allure est lente et insi-
dieuse : mais, comme l'a très bien dit Causard,
les rhumatismes les plus violents, les plus
indéracinables sont ceux qui s'infiltrent goutte
à goutte, sans orage ni explosion et s'accumulent graduellement, comme l'épargne en une
tirelire.

Le rhumatisme *noueux*, osseux ou déformant, arthrite sèche ou sénile, goutte de la
femme ou du pauvre, *morbus servorum* (et la
synonymie est encore plus étendue), a été
dépossédé, dans ces derniers temps, de son
caractère de manifestation rhumatismale arti-

culaire chronique : la plupart des auteurs en font une maladie de la moelle épinière, qui entraînerait des troubles nutritifs dans les extrémités osseuses. Le rhumatisme noueux est caractérisé par des crises nocturnes, fort pénibles, qui ne tardent guère à entraîner l'impotence et la vieillesse prématurée ; il affecte surtout le sexe féminin, dont il déforme tout d'abord les petites articulations. Le cœur est, ici, rarement atteint : ce sont plutôt les artères qui sont frappées de sclérose. Le rhumatisme noueux coexiste fréquemment avec la migraine, l'asthme, la gravelle, l'eczéma, l'angine de poitrine, etc. Il réclame le régime des goutteux : comme boisson, le lait ou la bière, avec addition de 2 ou 3 grammes de benzoate de soude et 50 centigrammes de carbonate de lithine par jour. J'ai employé avec succès, à l'intérieur, la teinture d'iode et les iodures de calcium et de sodium, la trinitrine, le chlorure d'or, le sulfate de cuivre ammoniacal. Extérieurement, je badigeonne, matin et soir, les articulations malades avec le mélange : alcoolé de niaouli 40, extrait de ratanhia 10, acide salicylique 4, gaïacol 2. Tous les trois jours, je prescris un bain sulfureux ou chloruré très chaud de trente-cinq minutes, avec addition de 2 à 4 grammes d'arséniate de soude. Le séjour dans un climat sec, le travail modéré, le régime vestimentaire de laine, les cures d'eaux thermales, l'électricité, sous forme de courants continus, m'ont également donné des guérisons, chez des malades qu'il est aussi inhumain qu'antiscientifique d'abandonner comme incurables. Cependant, je ferai remarquer que tout traitement rationnel échoue chez ceux qui ont pris l'habitude de la morphine : un rhumatisant morphinisé ne peut plus guérir.

Le rhumatisme n'est pas seulement musculaire et articulaire. Il peut aussi être *viscéral*. On en a bien la preuve dans le cours du rhumatisme articulaire aigu : la mort par le cerveau, le cœur ou les poumons n'est point rare,

comme manifestation de cette maladie fébrile.
Dans ces cas, il faut supprimer immédiatement la médication salicylée. Si le rhumatisme
est cérébral, ne pas hésiter à recourir aux
bains froids, seule réserve de salut dans une
complication aussi grave. L'endocardite et la
congestion pulmonaire se traitent par les ventouses scarifiées, les vésicatoires, les injections
sous-cutanées de caféine, etc., etc.

La forme chronique du rhumatisme viscéral
atteint communément l'estomac ou l'intestin.
Les états douloureux de ces organes ont coutume d'alterner, n'est-ce pas? chez les arthritiques, avec les manifestations, articulaires ou
musculaires, du rhumatisme. — Lorsque mon
lumbago me quitte, dit l'un, je suis sûr d'avoir
ma dyspepsie flatulente. — Chez un autre, ce
sera la diarrhée qui remplacera une douleur
intercostale habituelle, etc...

Les manifestations viscérales chroniques du
rhumatisme se traitent uniquement par la méthode révulsive. Il faut tout faire, alors, pour

expulser le vice arthritique *par la peau* : les frictions, massages et électrisations, les diverses modalités de l'hydrothérapie, le séjour dans un climat sec, les cures d'eaux sulfureuses et chlorurées fortes représentent, en cette occurrence, des armes puissantes pour le praticien qui saura habilement les manier : *Vita militia est.* Quant aux articulations engorgées chroniquement, elles guérissent par les mouvements et les frictions douces au mésotane qui assouplit les jointures, nourrit les muscles ambiants, élimine les épanchements liquides et fait renaître, avec la circulation, les sécrétions normales.

Les frictions bien faites ont tous les avantages du massage : elles développent, de plus, certaines réactions curatives électrogènes. Il n'y a pas que la peau du chat, celle de l'homme aussi produit de l'électricité, lorsqu'on la frotte. Les manœuvres physiques constituent, d'ailleurs, pour les membres, une sorte d'exercice passif, qui allège et émousse la sensibilité nerveuse, renouvelle, régénère et purifie les cellules en souffrance, débarrasse la peau de ses déchets nocifs, détend les parties ligamenteuses, tonifie la vitalité nutritive de notre enveloppe extérieure et invigore, contre les intempéries saisonnières, sa puissance réactionnelle.

Usitées, de temps immémorial, dans l'Inde et la Chine, les frictions jouissaient, chez les Romains, d'un grand crédit. C'était à l'aide du *strygil*, sorte d'étrille, que les anciens stimulaient merveilleusement leur circulation et leur innervation périphériques. On raconte que l'empereur Adrien vit un jour, aux Thermes, un vieux soldat qui, faute de cet instrument, se frottait avec énergie contre l'angle d'un mur ; simplement, Adrien lui offrit son *strygil* et un esclave... Aujourd'hui, nous possédons le gant de crin, et la brosse de flanelle pour les épidermes délicats. Mais il ne faut pas, dans le rhumatisme, se contenter de frictions sèches : on peut profiter de cette manœuvre pour faire pénétrer par la peau certains principes médicamenteux curatifs, et l'on ménagera ainsi, intégralement, la susceptibilité de l'estomac. Nous employons habituellement des combinaisons d'huile camphrée, de chloroforme, de wintergreen, de vinaigre salicylé; et, dans les cas d'atrophie musculaire, la térébenthine, l'ammoniaque, l'huile phosphorée, la teinture de noix vomique, le terpinol, etc.

Le rhumatisme n'est pas ce qu'un vain peuple pense, une maladie des pays froids et de la saison froide : il sévit gravement sous les tropiques, et sa fréquence augmente chez nous pendant les mois chauds. On observe alors surtout la forme articulaire aiguë, dans laquelle le malade, en proie à une forte fièvre avec sueurs acides abondantes, présente un certain nombre de jointures enflées, chaudes et très douloureuses. L'humidité persistante, le brusque refroidissement de la peau en sueur, le surmenage physique, et peut-être un empoisonnement particulier du sang par les bactéries, sont les causes communément invoquées pour cette forme aiguë et fébrile, dont le réel danger réside surtout dans les complications qu'elle sollicite du côté du cœur.

L'attaque articulaire est fréquemment précédée d'une angine spéciale, très douloureuse, mais très fugace ; plus rarement, ce sont les glandes lymphatiques du cou qui sont brusquement envahies par une sorte de poussée inflammatoire.

Le traitement du rhumatisme aigu doit consister dans le séjour au lit, la diète lactée, les laxatifs. Pour juguler la maladie et souvent la faire avorter dès les premières vingt-quatre heures, nous donnerons le salicylate de soude à la dose de 5 grammes par jour, dans une tisane sudorifique, comme le jaborandi, par exemple. On enveloppera d'ouate les articulations engorgées, après les avoir frictionnées d'une pommade composée d'acide salicylique, essence de térébenthine et extrait de belladone, 2 grammes de chaque pour

50 grammes d'axonge. Le rhumatisme aigu laisse après lui un état d'anémie profonde, qui nécessite l'emploi prolongé des médicaments toniques et reconstituants.

Dans les formes chroniques du rhumatisme, le salicylate ne possède plus aucune action. Il faut s'adresser alors à l'iodure de potassium (1 gramme par jour) et au salol (2 grammes); ne pas craindre les révulsifs locaux (vésicatoires, pointes de feu) et compter beaucoup sur les cures thermales bien dirigées.

L'arthrite déformante, goutte de la femme, l'arthrite sèche, les nodosités, etc., sont des manifestations ordinaires de la sénilité ou de la démolition organique. Les surfaces articulaires, raides et difformes, grincent, par suite de la dessiccation de cette huile naturelle, la synovie, dont la mission est d'adoucir les frottements dans nos jointures. Cette forme de rhumatisme occasionne souvent de terribles souffrances nocturnes. Elle est loin, d'ailleurs, d'être exempte des poussées aiguës;

mais elle ne tend que rarement à envahir le cœur, le cerveau ou d'autres viscères, suivant les habitudes du rhumatisme articulaire aigu.

Les injections sous-cutanées de tiodine, les granules d'arséniate de soude, les douches sulfureuses, les bains salés très chauds, les bains de boues minérales et les courants continus représentent les remèdes classiques de cette forme héréditaire, fréquente surtout dans les campagnes. L'aspirine (2 à 3 grammes par jour) et la poudre de Dower (50 centigrammes le soir) seront avantageusement prescrits, en cas de poussées aiguës dont ce mal chronique est susceptible.

Rien n'est plus varié, plus mobile que le rhumatisme musculaire. Sa forme *intercostale* est surtout fréquente chez les arthritiques abusant du tabac et de l'alcool, ainsi que chez les neurasthéniques. Une rigoureuse hygiène, jointe aux pointes de feu, bains sulfureux et remèdes nervins, triomphera souvent de

ces douleurs, exaspérantes parfois par leur continuité.

Le *lumbago* enveloppe dans une souffrance
aiguë les muscles, les nerfs, les tendons et
jusqu'aux articulations vertébrales de la région
lombaire. Ses méthodes de guérison les plus
rapides sont, pour moi, les ventouses
scarifiées, suivies de badigeonnages avec
l'alcoolé de tannin; les électrisations avec
massages au niveau des points douloureux.
C'est aussi le massage et l'électricité qui
auront raison du torticolis rhumatismal, dû
fréquemment, en été, à l'action soudaine
d'un courant d'air froid sur le muscle sterno-
mastoïdien, le cou étant en sueur.

La plupart des manifestations rhumatismales, même les plus légères, sont, d'ailleurs,
susceptibles d'aggravation à l'air libre : il faut
donc les soigner à la chambre et ne pas les
négliger. Véritable protée, le rhumatisme récidive avec la plus grande facilité, et, dans ses
pérégrinations congestives, peut toucher pres-

que tous les organes. Ne comptons donc pas pour le guérir, sur les médications locales, ni même sur les remèdes généraux perturbateurs : tout au plus peuvent-ils le déloger, le faire changer de place. C'est à l'hygiène, d'abord, puis à la médication *diathésique* par les alcalins et l'iode, que le malade devra seulement se confier, s'il désire couper court aux allures mystérieuses de son insaisissable ennemi.

L'hygiène générale du rhumatisant consiste dans la sobriété alimentaire, mais avec un régime plus animalisé, toutefois, que celui du goutteux. Suppression des mets relevés, des plats succulents ou de haut goût ; usage modéré des viandes fortes ou trop azotées ; prédominance du veau, du mouton, de la volaille et surtout des végétaux frais, dissolvants alcalins naturels ; tel est, en résumé, le régime à observer.

Parmi les farineux, je recommande surtout la pomme de terre, riche en principes potassiques ; les œufs, le laitage, le fromage frais, les fruits bien mûrs sont aussi des aliments de choix. On éloignera les substances suspectes de recéler des *toxines* : gibier, poisson, mollusques, crustacés, champignons, fromages avancés, viandes saignantes, bouillon, etc..., constituent, pour l'arthritique, autant d'erreurs d'alimentation. On se gardera d'augmenter l'acidité des humeurs par l'abus du vinaigre, du citron, du verjus et des légumes ou denrées oxaliques (oseille, tomate, rhubarbe, haricot vert, poivre, cacao, thé, figue sèche, etc.).

Les boissons devront avoir pour mission de pousser largement aux urines ; on préférera le vin blanc, coupé de Vichy-Célestins, les infusions de chiendent, d'arenaria ou de genêt. Des lavements et des laxatifs régulariseront des garde-robes. On stimulera les fonctions de la peau par des bains, les douches, les frictions sèches et les massages, qui développent passivement certaines réactions électrogènes, peu connues dans leur essence, mais curatives au plus haut point et

purificatrices des déchets nuisibles, en même
temps qu'excitatrices de la force neurique
générale.

Pour restaurer entièrement le bon fonctionnement de la peau, souvent les eaux minérales (et surtout les thermales *sulfureuses*)
sont indispensables : porte d'entrée ordinaire
du rhumatisme, la peau est l'organe régula-
teur des combustions vitales et le tissu par
lequel nos fonctions sont le plus susceptibles
de se rénover et de se rajeunir.

Avec les abus de la table, la sédentarité est
ce qui nuit le plus aux rhumatisants. Sous
toutes ses formes, l'exercice *au grand air*
assouplit et élimine. Complétez son pouvoir
par un logement sec, sis au midi, le régime
vestimentaire de laine, la suppression de la
fatigue physico-mentale, une grande régularité
dans le régime d'existence. Parmi les préparations iodées, c'est assurément la saïodine qui
possède au plus haut degré la propriété d'activer les combustions organiques, de maintenir

la solubilité de la fibrine dans le sang, de contre-
balancer enfin l'acidisme humoral, en neutra-
lisant les acides urique et lactique surabon-
dants. Ce médicament facilite de plus, par les
émonctoires hépatique et rénal, toutes les éliminations indispensables à l'équilibre harmo-
nique de la santé, cette pierre angulaire du
bonheur. Dépourvue de saveur, la saïodine
est exempte de tout effet secondaire désagréable.

———

La forme la plus commune et (assurément)
la plus bénigne des affections rhumatismales,
c'est la forme musculaire.

Le rhumatisme musculaire s'installe sournoisement, à la suite d'un banal refroidissement ou de surmenage physique, chez les
sujets prédisposés par l'hérédité arthritique et
dont les téguments réagissent d'une manière
défectueuse aux influences atmosphériques.
A l'état aigu, ou plutôt subaigu (car l'acuité

n'est guère le fait de cette manifestation rhumatismale, qui s'accompagne rarement d'un état fébrile accentué), le rhumatisme musculaire est d'une mobilité caractéristique. De plus, il est essentiellement *barométrique*, s'aggravant, d'ordinaire, quand la pression atmosphérique s'abaisse. Ses symptômes consistent, en somme, dans une douleur localisée à certaines régions musculaires; cette douleur présente une intensité variable : elle s'exagère par la chaleur du lit et se calme souvent par la compression, ce qui la différencie de la douleur névralgique. Négligé, le rhumatisme musculaire passe à l'état chronique et finit par déterminer des atrophies et rétractions musculaires plus ou moins sérieuses, parfois irréparables.

Le rhumatisme peut siéger dans toutes les régions charnues du corps, et même sur les fibres lisses viscérales. Ses localisations les plus communes occupent le crâne, la face, le cou, les lombes, la poitrine, l'abdomen, les épaules, les membres supérieurs et inférieurs.

Sur le crâne et sur la face, le rhumatisme musculaire constitue une affection très pénible, assez souvent méconnue dans son essence vraie, facile qu'elle est à confondre avec la névralgie ou les autres manifestations multiformes du mal de tête. Le rhumatisme épicranien détermine des céphalées opiniâtres, assez analogues au « mal aux cheveux » des ivrognes. Souvent, il s'irradie dans les temporaux, dans les massèters, etc., pour venir gêner les mouvements de la mastication et entraver l'expression faciale. Les cheveux et la barbe constituent assurément des moyens de défense naturels contre l'intrusion du rhumatisme : les manifestations arthritiques de la tête frappent surtout (ainsi que j'ai pu fréquemment le remarquer) les individus dépourvus de ces agents de protection. Que de céphalées opiniâtres céderaient à la simple prescription... d'une perruque !

C'est surtout dans le torticolis, rhumatisme des muscles du cou, que s'observent les contractures et les rétractions musculaires dont j'ai parlé plus haut. Si l'on ne remédie de bonne heure, avec énergie, au torticolis musculaire simple, on peut avoir bientôt à déplorer des complications osseuses et articulaires, qui nécessiteront l'intervention opératoire de la chirurgie orthopédique.

Le rhumatisme des muscles de l'épaule provient fréquemment d'une influence *a frigore*, surajoutée à celle de fatigues locales intensives. Les gymnastes de profession en souffrent volontiers. Je citerai ici l'observation personnelle assez typique du docteur Monneret, qui fut atteint d'une paralysie rhumatismale du deltoïde, à l'issue d'une douche d'eau froide prise immédiatement après un violent assaut d'armes. Avis aux escrimeurs!

La *pleurodynie* ou rhumatisme intercostal est une affection bien connue, que peu de personnes n'ont pas éprouvée. Elle se caractérise par une douleur vive, aiguë, lancinante (comparable à un coup de lance), sur la paroi thoracique. Cette douleur se transforme en une véritable angoisse respiratoire, dès que le malade veut se livrer à une inspiration tant soit peu profonde. L'absence de frisson et de fièvre distingue, d'ailleurs, la pleurodynie des points de côté de la pneumonie et de la pleurésie. Il faut remarquer que le rhumatisme intercostal siège plus habituellement du côté gauche, sans doute à cause des mouvements incessants dont la paroi thoracique, en contact avec le cœur, se trouve animée à ce niveau. La pleurodynie est un mal fréquent chez les personnes nerveuses et anémiques. Combinée avec les palpitations de la chlorose, elle en impose assez souvent aux profanes pour quelque grave affection du cœur.

Le *lumbago* est également commun comme manifestation musculaire rhumatismale. Son début est brusque, d'ordinaire, et même foudroyant. Il éclate à la faveur d'un faux mouvement, que le malade prend pour la cause de la douleur, alors qu'il n'est que l'occasion de sa manifestation. Le lumbago rhumatismal diffère, en effet, du *tour de reins* (ou lumbago *traumatique*) en ce que celui-ci ne siège que d'un seul côté, en général; il diffère aussi de la névralgie lombaire, en ce que cette dernière s'irradie presque toujours dans les fesses, les aines et l'abdomen. La douleur du lumbago est surtout intense pendant la marche, exercice qui nécessite l'extension du tronc. Mais elle est heureusement de courte durée, lorsque surviennent des soins appropriés. Il en est ainsi, d'ailleurs, de toutes les manifestations musculo-rhumatismales.

Elles se traitent par le séjour au lit dans une chambre sèche. Pour faciliter la moiteur de la peau et supprimer toutes manifestations douloureuses, je prescris une infusion chaude avec 2 grammes de jaborandi et une potion avec 100 grammes de sirop de quinquina, 3 grammes de salicylate de soude et

2 d'antipyrine, à prendre dans les vingt-quatre heures. Les meilleures frictions locales sont celles qui sont faites avec mélange de menthol, salicylate de méthyle et lanoline.

Bien maniée, l'électricité rendra ici de grands services curatifs. On aura recours aux courants d'induction contre la douleur et les tendances paralytiques et atrophiques des muscles; aux courants continus contre les contractures et tendances aux rétractions, dans le torticolis, par exemple. Pour cette affection, on peut aussi recommander les pulvérisations de chloréthyle, qui en triomphent assez promptement, d'ordinaire.

Le massage rationnel, les onctions avec la vaseline additionnée d'un dixième d'essence de wintergreen (puis recouvrir d'ouate en couches épaisses) représentent le meilleur traitement des *scapulodynies* et des rhumatismes du bras et du mollet. La pleurodynie cède souvent à une simple injection de morphine; lorsqu'elle est très étendue, je préfère alors les ventouses scarifiées, suivies d'un badigeonnage à l'huile morphinée ou de l'application d'un large sparadrap belladoné.

Contre le lumbago, il faut prescrire une purgation légère et des applications superficielles de pointes de feu. Tel est le meilleur traitement. Méfions-nous des bains de vapeur, remède populaire plus dangereux qu'efficace contre le rhumatisme vrai.

Les prédisposés devront s'astreindre au régime anti-arthritique, que j'ai décrit plus haut. Ils auront recours habituellement aux massages et aux frictions avec l'alcool à 90°. Chaque semaine, ils prendront un bain sulfureux chaud, additionné de 2 à 3 kilogrammes de sel gris et feront pendant la belle saison une cure thermale sulfureuse ou chlorurée sodique, suivant les indications fournies au médecin par l'âge, les maladies antérieures et l'état général de la nutrition...

Ajoutons que, pour retirer des bains sulfureux salés (comme des bains médicamenteux en général) tous les bons effets désirables, il faut préalablement décaper (par un bain alcalin et des lotions savonneuses) toute la couche sébacée qui, en enduisant la peau, empêche l'épiderme d'être ramolli et les extrémités nerveuses de subir l'action du bain.

CHAPITRE III

L'HYDARTHROSE

ACCIDENT fréquent chez les arthritiques, l'hydarthrose n'est, en somme, qu'une hydropisie articulaire. Aussi peut-on l'observer au cours de l'albuminurie et des affections du cœur. On la voit également chez les variqueux : c'est elle qui (aussi souvent que la sciatique) cause, chez ces malades, la gêne fonctionnelle dans la marche.

Ce qui caractérise surtout l'hydarthrose, c'est l'absence de tout phénomène inflammatoire. Cette torpidité la distingue de l'arthrite chirurgicale, rhumatismale ou goutteuse. Elle ne s'accompagne pas de douleur

véritable, ni de phénomènes généraux infectieux ou fébriles. Elle n'entraîne aucune
lésion péri-articulaire. Ce qui domine, au
total, dans l'hydarthrose, c'est la dilatation
de la cavité articulaire par l'épanchement
séreux synovial, et, comme conséquences,
la distension de l'articulation, la laxité progressive de ses ligaments, la gêne, plus ou
moins considérable, apportée aux mouvements
physiologiques, et, finalement, les raideurs
articulaires et l'atrophie musculaire persistantes de la région malade.

L'hydarthrose peut occuper toute articulation ; mais elle est incomparablement plus
fréquente au genou. Alors, la jambe se fléchit
plus ou moins sur la cuisse, le genou devient globuleux, la rotule ne faisant plus sa
saillie caractéristique au milieu des surfaces
synoviales bosselées et distendues de toute
part. On peut, d'ailleurs, obtenir facilement
le symptôme de la fluctuation, si important
pour le diagnostic : il suffit pour cela d'en-

foncer la rotule avec l'index, et l'on sentira le flot refoulé soulever les autres doigts du chirurgien embrassant par palpation la surface articulaire du genou.

L'hydarthrose présente une marche chronique, une évolution d'une extrême lenteur, un caractère essentiellement récidivant. On admet même aujourd'hui une étrange variété d'hydarthrose, décrite par Le Même. C'est l'hydarthrose intermittente. Dans cette forme morbide, le liquide reparaît par périodes régulières et comme par accès, d'une durée égale, sans cause déterminante appréciable. Le genou est toujours l'articulation le plus souvent atteinte ; les incessantes rechutes finissent par entraîner une véritable impotence, une gênante infirmité. J'ai observé, il y a quelque temps, une hydarthrose de cette espèce rare, survenue chez une dame d'une trentaine d'années, à hérédité goutteuse. Je l'ai soignée avec succès au moyen d'un vésicatoire circulaire, aussi efficace que peu douloureux. Voilà le traitement que je recommande en semblable occurrence.

Lorsque c'est une contusion qui fut l'origine occasionnelle de l'hydarthrose, la compression méthodique ouatée s'impose, avec l'immobilisation prolongée de l'articulation. Lorsque c'est le genou qui est en cause et que l'épanchement est considérable, il faut conseiller l'évacuation rapide du liquide au moyen de la ponction. Si des caillots sanguins rendent celle-ci aléatoire dans ses résultats (hémarthrose), il ne faut pas hésiter à pratiquer l'arthrotomie. Ponction ou arthrotomie sont, d'ailleurs, à présent, grâce aux bienfaits de l'asepsie, des opérations fort simples, que l'on pratique couramment, parce qu'elles sont dépouillées des périls qui les entouraient naguère. Pour éviter la néoformation de l'épanchement et l'atrophie musculaire régionale, le massage et l'iothion rendront de grands services.

Chez les goutteux, il faut toujours choisir la thérapeutique non chirurgicale. La révulsion légère, avec les pointes de feu, jointe à quelques doses de colchique et de salicylate, constitue le traitement de choix. Je conseille aussi les badigeonnages avec parties égales d'alcool absolu, tannin et salicylate de méthyle, badigeonnages suivis d'une compression régulière et prolongée.

Pour prévenir l'hydarthrose, il faut recommander aux goutteux et aux rhumatisants d'éviter avec le plus grand soin les violences extérieures : que de fois n'ont-elles pas le don de réveiller la diathèse assoupie et parfois même de donner l'essor à ses premières manifestations sérieuses ? Comme le dit excellemment Verneuil, souvent le traumatisme déchire le voile qui dissimulait la goutte et le rhumatisme.

Chez les obèses, il est rationnel de diminuer la tendance aux épanchements intra-articulaires, en recommandant de suractiver le fonctionnement du cœur par le moyen de la marche ascensionnelle méthodique et progressive. Pour cela, il est bon de revêtir la jambe, jusqu'au-dessus du genou, d'un bas lacé en peau de chien. Plusieurs fois, j'ai obtenu, chez des arthritiques, par ce traitement fort simple, la guérison d'hydarthroses rebelles et de gonflements articulaires indolents. Il faut aussi corser les combustions vitales par la diète de liquide, les bains hydro-minéraux, les stations d'altitude et les eaux minérales.

Parmi les cures thermales recommandables pour l'hydarthrose, les eaux sulfureuses et les chlorurées sodiques hyperthermales figurent sans conteste au premier rang. Elles rendent de signalés services, en mettant ordinairement les malades à l'abri de nouvelles poussées rhumatoïdes et en s'opposant efficacement à l'aggravation des lésions articulaires existantes, surtout lorsque ces lésions ne sont pas très anciennes.

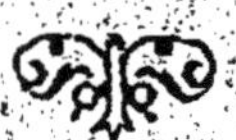

CHAPITRE IV

LA GOUTTE ET LA DIATHÈSE URIQUE

ONNUE de toute antiquité, ainsi qu'en font foi, entres autres documents, les *Dialogues* de Lucien, la goutte a toujours été considérée comme le mal des riches, comme la résultante fatale des abus alimentaires. Inconnue des vieux Romains, elle devient plus tard très commune, avec la corruption impériale. Rare chez la femme (probablement à cause de la saignée mensuelle, qui élimine bien des impuretés), la goutte éclate, d'ordinaire, de trente à trente-cinq ans. Elle est plus fréquente dans les contrées humides (Angleterre) où la peau fonctionne moins bien. Outre les grands viveurs, elle frappe volontiers les esprits d'élite qui se condamnent à une vie sédentaire ; il est vrai, toutefois, de remarquer que la gourmandise est le péché mignon des intellectuels, surtout dans les grandes villes. Mais les abus cérébraux n'en agissent pas moins sûrement comme dépresseurs de la nutrition : or, la goutte n'est autre chose (on le sait) qu'une maladie par ralentissement trophique...

L'attaque de goutte survient à l'occasion d'excès de table, de fatigue physique ou morale. Elle est souvent précédée d'appétit exagéré, de constipation, de douleurs vagues dans les membres, avec un peu de malaise et d'inquiétude générale. L'accès régulier débute nuitamment, de préférence au printemps ou à l'automne, par une atroce douleur dans l'articulation du gros orteil, douleur comparable à la dislocation ou au broiement des os. Le goutteux souffre le martyre jusqu'à l'aube ; l'accès se termine alors par un gonflement

3.

empâté du gros orteil et par des sueurs visqueuses. Il se reproduit généralement pendant
quatre à cinq nuits consécutives... Après un
certain nombre d'attaques régulières, on voit
souvent d'autres articulations se prendre et se
gonfler de concrétions qui les déforment
(tophus uratés). Mais, comme la plupart des
maladies, la goutte perd alors en intensité
douloureuse ce qu'elle gagne en étendue.
D'aiguë, elle devient chronique...

La goutte est essentiellement une altération
chimique du sang. En vain, à notre époque
de microbiologie systématique, tenterait-on
de faire de cette antique diathèse (où l'hérédité semble jouer le rôle causal prépondérant)
une maladie générale infectieuse. La goutte
est le type du ralentissement nutritif ; son
évolution n'est jamais identique ; ses formes
morbides sont variées et multiples jusqu'à
l'insaisissable. Les maladies infectieuses, au
contraire, sont toujours semblables à elles-
mêmes ; elles présentent un point de départ

constant ; leurs procès pathologiques évoluent dans un cadre restreint. Bien loin de laisser l'organisme en un état relatif d'immunité, comme le font les infections, les attaques de goutte prédisposent au contraire à la réceptivité ultérieure pour les lésions, franches ou larvées, de la diathèse urique. Enfin, la synonymie même que je viens de donner nous évoque le corps de délit, témoin de la mauvaise chimie humorale des goutteux, l'*acide urique* en excès dans le sang, démontré, de main de maître, par l'élégante expérience du *fil* de Garrod.

Je sais bien qu'une réaction s'est faite récemment contre cette théorie *urique* univoque, et que bientôt il faudra faire intervenir, pour expliquer la goutte, d'autres poisons du sang. Mais ces poisons, dans aucun cas, ne viennent du dehors : c'est nous-mêmes qui en sommes les fabricants ; ils se produisent grâce à la complicité de la suralimentation et de la vie confinée. Les infections, disait Sydenham, viennent du dehors (*Deum habent auctorem*), et les diathèses, du dedans (*morbi chronici, ipsos nos*).

Quoi qu'il en soit, le traitement rationnel de la goutte devra consister, dès le début des accidents articulaires et avant l'apparition des complications viscérales, à éliminer l'acide urique par les moyens que la chimie médicamenteuse met à notre disposition. Cette élimination une fois consommée, c'est à l'hygiène seule qu'il appartiendra de redresser les errements de régime, à la faveur desquels s'installa l'uricémie. Mais l'expectation systématique, dans les accidents de la goutte, est une tactique des plus néfastes : rien de plus suranné que l'adage : « patience et flanelle », par lequel le grand Cullen a cru résumer le traitement des podagreux.

D'autant plus que nous possédons, dans les préparations de colchique et d'acide salicylique, ainsi que dans les sels de lithine, intelligemment maniés, les remèdes les plus efficaces pour refréner l'acidité urinaire, cause intime du vice arthritique, et combattre les manifestations aiguës et subaiguës de la diathèse. Le colchique et la colchicine sont presque spécifiques de la goutte articulaire aiguë ; ces médicaments semblent s'éliminer par les surfaces articulaires enflammées, dont ils diminuent en quelques heures la lourdeur douloureuse et congestive. Les salicylates neutralisent l'éréthisme fébrile et excitent la réaction sudorale. Quant à la lithine, c'est surtout un contrepoison chimique de l'uricémie : elle élimine l'acide urique et les urates, en les solubilisant. Nous possédons aussi une préparation appréciée de longue date dans la liqueur Laville.

Toutes les fois que j'ai affaire à un goutteux obèse ou artério-scléreux, je lui prescris, vingt jours par mois, 25 centigrammes d'iodure de lithium, chaque matin, dans du lait, et 1 milligramme de vératrine à chaque repas : je désobstrue ainsi, chez les pléthoriques, le foie et la circulation abdominale, pour contribuer à éloigner d'imminentes complications du côté des viscères. La scillitine et la pilocarpine (2 à 5 milligrammes par jour) représentent des variantes du traitement : il y faut songer surtout lorsque l'excessive irritabilité des reins et de l'intestin contre-indique l'emploi du colchique, des salicylates et de la vératrine. Mais il ne faut jamais abuser de ces médications, si l'on ne veut mériter la plaisante épitaphe du grand seigneur napolitain : *Stava ben ; ma, per star meglio, sto qui.* L'hydrate de chloral, procure au goutteux un sommeil paisible et naturel, en cas de douleur ou d'énervement.

Une cure annuelle d'eaux minérales rend souvent les plus grands services. D'abord, qui dit « cure d'eaux » dit, à la fois, cure d'air, distraction, exercice. Prise en boisson, l'eau minérale, véritable lessive du sang, dilue et chasse hors de l'économie l'acide urique et les urates, pendant que les bains et douches suivis de frictions et de massages, rétablissent, avec le bon fonctionnement de la peau, l'activité, normale et franche, des échanges moléculaires. Dans la goutte congestive des sanguins et des pléthoriques (podagre *floride* des anciens), ce sont les eaux de Martigny, source lithinée, qui réussissent le mieux. Contre les formes atoniques, torpides et dépressives, j'aime à conseiller les chlorurées thermales et parfois les sulfureuses. C'est à tort que ces dernières sont frappées d'interdit par la plupart des auteurs : elles ne sont vraiment contre-indiquées que dans la sénilité et l'artério-sclérose prononcée... Mais, dans ces cas, ose-t-on conseiller une cure d'eau, même en la plus anodine des stations ?

Rumpf, de Hambourg, a proposé une méthode curative originale tendant à décalcifier les artères et à combattre ainsi l'angine de poitrine, la néphrite goutteuse, etc..., au moins à leurs débuts. Rumpf a observé qu'en mettant les individus à une alimentation pauvre en chaux, on provoque chez eux une éli-

mination abondante, en leur faisant prendre
en même temps, tous les jours, une solution
composée comme il suit :

Carbonate de soude. . .   10 grammes.
Acide lactique . . . . .   Q. S. pour saturer.

Ajoutez :

Acide lactique. . . . .   10 grammes.
Sirop simple   10   —
Eau distillée   200   —

à prendre dans la journée.

Nous avons dit qu'une alimentation pauvre
en chaux s'impose ; par conséquent, pas de
lait, qui en contient des quantités énormes.
Comme aliments solides, on donnera par jour :

250 gr. de viande . . . . .   cont. 0,75 cent. de chaux.
100 — de pain . . . . . .   — 0,15 —   —
100 — de poisson. . . . .   — 0,04 —   —
100 — de pommes de terre   — 0,03 —   —
100 — de pommes . . . . .   — 0,02 —   —

Dans ce régime, M. Rumpf admet qu'on
remplace les pommes par une quantité égale

de haricots verts, de concombres ou de petits pois. Mais ce qu'il proscrit d'une façon absolue, sans parler du lait, c'est le fromage, les œufs, la betterave, le chou, le riz, les épinards, aliments riches en chaux. En fait de boissons, il donne de l'eau distillée ou bien de l'eau bouillie et refroidie.

En France, le spécifique Béjean a fait ses preuves, depuis près d'un demi-siècle, pour le soulagement presque immédiat des goutteux aigus et chroniques.

Le vêtement de laine est, comme chacun sait, de rigueur chez les goutteux : il s'impose surtout dans les stations thermales, où le refroidissement cutané est si facile. Il faut aussi se loger à un étage supérieur, bien orienté (S.-E. ou S.-O.) : éviter les veilles, le jeu et les excitations mondaines, qui, dans certaines villes d'eaux, représentent une vraie calamité, capable de gâter les meilleurs résultats thérapeutiques. Autre point important : en faisant son traitement hydro-minéral,

le goutteux ne perdra jamais de vue le régime sobre. Nos cures hydriatiques seraient
bien moins stériles si (comme nos voisins
d'Allemagne) nous savions en renforcer les
bons effets par une alimentation appropriée
aux malades. Quel illogisme, quel non-sens,
que de s'ingénier à neutraliser, sur les
goutteux, les bons effets du traitement
thermo-minéral, par le moyen néfaste du
plantureux régime des tables d'hôte ! Que de
fois n'ai-je point revu, engraissés et plus
arthritiques que jamais, des malades que j'avais
pensé envoyer au sauvetage anti-urique et
éliminateur ! Interrogeons ces « baigneurs »
sur leur alimentation journalière : nous apprenons qu'ils ont usé et abusé des mets azotés
et des épices, des sauces savantes, bouillons,
consommés et glacés de viandes, conserves,
champignons, truffes, crustacés, etc., et de
tous les condiments qui forment la base de
l'art culinaire dans nos hôtels ; on leur a
servi du gibier faisandé et des charcuteries

dont ils ont goûté ; des fromages fermentés (si réputés *dans la région*) ; les fruits étant médiocres, on les a remplacés par toutes les sucreries, agréables autant que nuisibles, comme desserts. De plus, nos goutteux avaient cru pouvoir largement user d'un « petit vin » ou d'une bière... excellents aussi *dans le pays*. Enfin, comment favoriser la digestion d'un abondant et succulent régime, sinon par un peu d'eau-de-vie ou de liqueur..., toujours *du pays*. Ces plaintes sur le mauvais régime des villes d'eaux ne sont pas nouvelles. Dès 1766, Gosse (de Saint-Amand) déplorait déjà l'intempérance et la bonne chère, qui, dit-il, ne peuvent aller avec les remèdes : «Le grand nombre d'oisifs qui se donnent aujourd'hui rendez-vous à nos fontaines a occasionné ce bouleversement.» Je crois que là est la vraie raison et gît le grand obstacle : quand donc les villes d'eaux appartiendront-elles aux véritables *malades*, c'est-à-dire à ceux qui font *sérieusement* un traitement *sérieux* ?

Souvent, les fatidiques « vingt et un jours » de cure équivalent tout bonnement à quarante-deux dîners en ville : or, vous savez comme les dîners en ville sont favorables au goutteux, toujours en appétit, surtout pour les plats qui lui sont contraires !... Car il était bien digne de l'uricémie, l'auteur de ces vers immortellement vrais :

..... « *Video meliora, proboque :*
« *Deteriora sequor.* »

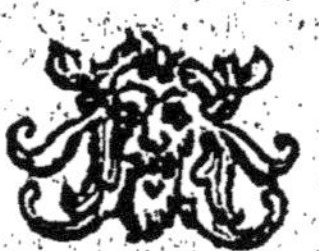

CHAPITRE V

TRAITEMENT DE LA GOUTTE RÉGULIÈRE

LE traitement de l'accès aigu de goutte franche doit être fort simple et le moins possible perturbateur. Le malade sera tenu au lit ou sur une chaise longue, la jambe élevée, le pied enveloppé d'ouate humectée de baume tranquille ou d'huile de jusquiame. Une légère purgation, avec 50 centigrammes de calomel, sera d'abord administrée. Ensuite, on fera prendre, toutes les deux heures, par cuillerées à soupe, un mélange de sirop de quinquina, 200 grammes; teinture de semences de colchique, 10 grammes; salicylate de lithine, 3 grammes. Cette formule, que j'ai souvent employée dans ma pratique, ramène l'ordre et le calme dans l'économie, en éliminant, à la façon d'un véritable spécifique, l'acide urique déposé dans les organes. Mais, avant de faire prendre les préparations de colchique ou de salicylate, il est important de s'assurer préalablement que les reins fonctionnent bien.

Le régime de la goutte aiguë devra comporter les aliments les plus doux et les moins nourrissants : du bouillon de poulet, avec un peu de tapioca ou de vermicelle ; un ou deux œufs à la coque, un peu de poisson ; ni pain ni viande. Comme boisson, du thé léger, avec un peu de lait, ou du lait coupé d'eau de Saint-Galmier, source Badoit.

Le goutteux désireux de vaincre sa diathèse devra s'astreindre à manger peu, mais ingérer des boissons aqueuses, abondantes et diluantes, soit sous forme d'eaux naturelles minérales, soit sous forme de tisanes diverses, décoctions de quinquina, de chiendent, de barbe de maïs... Il évitera les eaux *crues* ou calcaires, et fuira les boissons alcooliques. Toutefois, le goutteux ne doit pas devenir exclusivement buveur d'eau, surtout si son mal provient, en partie, de son intempérance antérieure. La digestion réclame, en effet, une certaine excitation, indispensable surtout chez les arthritiques.

L'alimentation *mixte*, sous condition expresse de sobriété, convient aussi beaucoup mieux aux arthritiques que le végétarisme outrancier, presque toujours mal toléré, d'ailleurs — du moins dans les villes. On fera, toutefois, prédominer, comme viandes, les viandes de jeunes animaux, les volailles, les poissons à chair blanche (sole, merlan, hareng, raie, carpe, brochet, goujon). On supprimera les crustacés et les mollusques, et, en général, les sauces, les condiments, la cuisine recherchée. On évitera toute liqueur forte et tout vin liquoreux (tokay, porto, vins d'Espagne), la bière, cet aliment de la goutte (Scudamore), les boissons maltées ou incomplètement fermentées (vins et cidre mousseux).

Les vins rouges *vieux*, en général, bourgogne ou bordeaux, très étendus d'eau, conviennent le mieux. Je recommande aussi les
vins blancs de Pouilly, de la Moselle et ceux
d'Alsace, particulièrement le riessling de Riq-
wihr, qui, par sa richesse en acide tartrique,
empêche la formation de l'acide urique, dont
il facilite la transformation en acide hippurique soluble. On connaît, depuis Scheele,
toutes ces transformations. (Le rôle dans la médecine moderne de cet illustre Suédois n'est
comparable qu'à celui d'un autre chimiste,
notre Pasteur, dans la science contemporaine.)

Le but des boissons dont je viens de parler
est surtout de secouer la paresse fonctionnelle
des reins et d'accentuer le côté dépurateur de
ces organes. La goutte et la gravelle sont rares
aux pays du Rhin, remarque Liebig, et pourtant on y fait de grands abus de vin. C'est que
certains vins jouent surtout un rôle éliminateur et diurétique, opposé à l'installation de
cette pléthore inflammatoire, avec tuméfac-

tion du foie, qui prédispose si couramment à la goutte les gros mangeurs et les sédentaires. Le goutteux doit, pour cette raison, s'abstenir de toute viande avancée et de fromages forts, ne point faire non plus d'excès d'œufs, qui, par leur abondance en soufre (s'oxydant dans l'organisme), contribuent à accroître encore l'acidité des urines.

Parmi les aliments les plus favorables, je signalerai les pommes de terre en robe de chambre, la patate, l'igname, le cerfeuil, le radis noir, riches en sels alcalins ; le topinambour, l'artichaut, abondants en inuline ; le sagou, le riz, le tapioca, dont l'assimilation est si aisée. La pomme de terre, par sa teneur en citrate de potasse, constitue surtout le véritable aliment antigoutteux : l'usage qu'en font les Anglais (ils la mangent en guise de pain) explique pourquoi, malgré leurs orgies de bière et de viandes rouges, tous ne paient point leur tribut à la diathèse goutteuse.

Certains végétaux doivent être rejetés de

l'alimentation à cause des oxalates qu'ils renferment : l'oseille, la tomate, la rhubarbe, les vrilles de la vigne, sont de ce nombre. Pour la même raison, le goutteux doit être sobre d'asperges, de haricots verts, de choux et de choux-fleurs. Les épinards, salsifis, artichauts, céleris, navets, cardons, bettes, concombres sont excellents. Les fruits, du moment qu'ils ne fatiguent pas l'estomac, représentent de véritables réservoirs d'alcalinité : c'est avec raison que la cure de raisins a pu parfois être comparée à celle de Vichy-État.

Les fruits laxatifs, tels que le melon, les figues fraîches, les pêches, les oranges et les dattes ; les fraises, cerises, framboises et mûres, abondantes en malates, tartrates et citrates alcalins ; la reine-claude, qui doit à l'acide benzoïque une partie de son parfum, renferment les éléments solubles les plus utiles au sang ; ils entretiennent la liberté du ventre, font fonctionner le foie et les reins et disparaître peu à peu l'acide urique et les urates en excès. Rappelons-nous toujours l'expérience de Bouchardat : le lapin nourri de carottes a les urines alcalines ; on le met au régime du pain de gluten, et bientôt ses urines sont aussi acides que celles du lion !

Il faut éviter tout ce qui peut augmenter les fermentations gastro-intestinales. Les confitures, les pâtisseries, les sucreries, l'excès du pain, les graisses, les fritures, etc., sont à incriminer sous ce rapport. Duckworth déclare qu'il existe trois poisons pour le goutteux : la graisse rissolée, le sucre et l'alcool. C'est pourquoi le vin devra être dilué habituellement par des tisanes poussant à l'évacuation vésicale : macération de café vert, décoction d'uva ursi, de feuilles de frêne, d'aristoloche, etc. Deux fois par semaine, on fera prendre, le matin, 20 grammes de phosphate de soude comme purgatif. Les autres jours, on animera le foie par le moyen de quelques centigrammes d'aloès ou d'euonymin, pris au coucher.

Les frictions et l'exercice énergique (poussé jusqu'à la sueur) constituent les meilleurs adjuvants du régime. Le goutteux s'efforcera de vivre au grand air, l'esprit au repos : il redoutera les excès sexuels, provocateurs des récidives. Il s'efforcera, par le travail musculaire sous toutes les formes, d'obvier à l'exagération des épargnes organiques. En cas de douleurs, cependant, il remplacera les efforts physiques par un exercice passif, en chemin de fer, en voiture, en carriole, afin de hâter par les trépidations les combustions vitales. C'est la lenteur des oxydations qui crée le poison goutteux et amène sa rétention dans l'organisme. L'homme n'est pas fait pour la sédentarité : inactif, il ressemble aux fauves en cage, qui deviennent si fréquemment la proie des accidents arthritiques, malgré toutes les restrictions savamment apportées à leur régime carné.

D'après Réveillé-Parise, l'émigration royaliste fut l'expérience le plus en grand qui ait jamais été faite sur les avantages de l'exercice et de la frugalité chez les arthritiques. Le médecin doit toujours conseiller à ceux-ci le retour à la vie rurale et à la nature, la recherche de ce que les philosophes écossais appellent les « émotions cosmiques », seuls contrepoisons de notre moderne existence urbaine. *On meurt de Paris*, a dit Balzac ; pour bien des gens, Paris est la seule maladie.

CHAPITRE VI

LES ANOMALIES DE LA GOUTTE

On ne cherche pas assez la goutte dans un certain nombre d'affections, considérées, à tort, comme banales. Et pourtant, la variété des manifestations de cette diathèse n'a d'égale que leur fréquence. Comme du temps de Sydenham, la goutte est toujours le résultat de « coctions imparfaites » : on a seulement mis à jour, à notre époque, l'acrimonie de cette « humeur peccante », l'*acide urique*, tare chimique héréditaire, singulièrement élargie par notre vie moderne beaucoup trop plantureuse.

Quelle absurde coutume que celle de la

surabondance alimentaire, imposée, parfois, dès la première enfance ! Cela se voit surtout chez les habitants des petites villes et dans les pays du Nord : ces pays, dont les indigènes restent huit mois de l'année calfeutrés dans leurs logis, sont déjà, par le fait même de ce confinement, plus prédisposés à la goutte que les Méridionaux, dont la vie en plein air a pour compagne ordinaire la sobriété. Enfin, les émotions répétées de la lutte vitale, beaucoup plus accentuées dans les régions du Nord (en Angleterre surtout), contribuent aussi à rendre compte de la fréquence de l'arthritisme septentrional.

En France, la suralimentation générale ne fait aucun doute. Nous consommons, disent les statistiques, un tiers de substances azotées et hydrocarbonées de plus que la quantité nécessaire et suffisante (100 et 400 grammes par jour) pour l'entretien physiologique de la vie. Mais la bonne chère ne se contente pas de rendre malades et de faire mourir les individus ; elle menace la race elle-même, en créant l'infécondité. Comme l'assure Maurel, la suralimentation tue la famille, qui, sortie du peuple, s'était élevée dans l'échelle sociale, et vient se brûler au foyer de la cuisine. Les atteintes successives portées à notre race par l'arthritisme se décomposent ainsi : enfants uniques, prédominance des filles, malformations diverses, stérilité définitive. La fécondité d'une famille saine ne résisterait pas à cinq générations suralimentées !

En tant que diathèse, la goutte peut se diviser en trois périodes : une période latente, ou d'instauration, avec manifestations passagères et superficielles, plus ou moins aiguës, du côté des articulations ; une période d'état, dont les diverses modalités morbides se suivent et se remplacent, mais avec fixité plus marquée, cependant, comme lésions ; une période ultime ou de dégénérescence, dont les désordres organiques sont vraiment graves et les lésions souvent irrémédiables (cancer).

Barthez disait, à propos de la goutte articulaire, que, s'il ne pouvait la guérir, il parvenait, du moins, à la faire durer : ce grand homme n'ignorait pas le danger des manifestations larvées de la diathèse urique. Il savait que la goutte articulaire est celle dont on est malade et la goutte anormale est celle dont on meurt !

Les modalités goutteuses extra-articulaires présentent souvent une intensité exagérée et d'infinies variétés de symptômes. Ce qui saute aux yeux, c'est la facilité congestive des viscères : cerveau (migraines), rectum (hémorroïdes), poumons (congestions singeant la phtisie à ses débuts). Comme le dit Duclos, l'arthritis est une maladie à démonstrations fantaisistes et désordonnées. Ce sont, par exemple, de brusques hémorragies (nasales, pulmonaires, utérines) survenant tout d'un coup, sans aucun phénomène prémonitoire. Les produits de la congestion arthritique sont muqueux, séreux, sanguins, mais jamais purulents : les microbes de la suppuration se développent fort mal sur un terrain goutteux. Mais la tendance congestive se manifeste dès l'âge le plus tendre, par les éruptions cutanées, les angines, les saignements de nez, les bronchites à répétition. Les éruptions, urticariennes ou eczémateuses, occasionnent toujours de vives démangeaisons. Plus tard, apparaissent des transpirations profuses et odorantes (à cause de leur richesse en acides gras) : ces transpirations, souvent limitées à la tête, expliquent la calvitie précoce des arthritiques. L'exercice et le régime, chez les jeunes gens, en favorisant les oxydations intra-organiques, diminuent la quantité des sueurs et leurs qualités odorantes et corrosives.

Je noterai aussi, chez les jeunes descendants de goutteux, les métrorragies de la puberté, dans le sexe féminin, et les pertes séminales chez les jeunes garçons. Des troubles nerveux apparaissent encore dans la jeunesse : ce sont des céphalées, avec sensation de pression fron-

tale ; une faiblesse étrange au réveil ; des secousses musculaires de tout le corps, au moment du premier sommeil ; des tendances aux
tremblements, à la paresse ; et, parmi d'autres
troubles sensitifs assez variables, des étourdissements, survenant volontiers au printemps et
à l'automne.

La jaunisse est loin d'être rare, chez les
adolescents arthritiques. Elle précède parfois,
de quelques années, les coliques hépatiques et
les fausses gastralgies, qui ne sont que des
gravelles du foie. Cet organe est, d'ailleurs,
souvent tuméfié et toujours sensible à la pression, chez les goutteux : ce qui nous explique
bon nombre de symptômes digestifs, banale-
ment étiquetés *atonie* ou *dilatation*. Souvent
aussi, la constipation et les vertiges reconnaissent une origine hépatique : que de fois n'ai-je
pas constaté la torpeur du foie, chez des personnes dont le sang est trop riche en acide
urique et qui présentent, aux oreilles, de nombreux *tophi* ? Les gonflements d'estomac, avec

sensation d'angoisse et palpitations après les repas, la souffrance habituelle de brûlure, au creux épigastrique, coïncidant avec des flatulences, des hoquets et des migraines, appartiennent à l'irritation uricémique du ventricule. Nous insisterons sur cette question importante dans un chapitre spécial.

Tout le tube digestif peut, d'ailleurs, être le siège de lésions goutteuses. L'intestin participe à la goutte par des coliques, des gaz, de la diarrhée, des hémorroïdes, des douleurs autour de l'ombilic (coïncidant presque toujours, chose curieuse, avec des pesanteurs dans la région du cœur). L'entérite muco-membraneuse et l'hypocondrie sont souvent aussi de nature arthritique. Les stomatites et pharyngites sont communes chez les jeunes goutteux. Les calculs salivaires sont propres à l'uricémie : chez les arthritiques, la salive dépose souvent du tartre en excès, qui devient alors une cause d'irritation commune des gencives.

Une modalité arthritique assez étrange et

qui n'est pas une rareté, c'est la *glossodynie* (douleur de la langue). Elle s'accompagne d'idées imaginaires de cancer et devient, pour les malades, une source de terreurs et de soucis, analogue à ce que sont, pour la femme, les tumeurs-fantômes de la mamelle. La glossodynie est, évidemment, une névralgie arthritique ; elle survient vers la cinquantaine et marque parfois les débuts de l'ataxie ou de la paralysie générale. Douleur aussi rebelle que désespérante, elle s'accompagne toujours d'hypochondrie : outre les modificateurs généraux et locaux, il faudra donc toujours prescrire une médication capable de relever le moral découragé et d'éloigner la tristesse, cette malpropreté de l'âme !

La goutte s'attaque aussi aux voies respiratoires. Le coryza, l'asthme, le catarrhe bronchique, l'œdème du poumon et même la pneumonie remplacent parfois la goutte articulaire. Ces manifestations larvées apparaissent souvent vers la fin de l'hiver ou au printemps.

La répétition des bronchites, chez les goutteux, entraîne facilement l'emphysème et la dilatation cardiaque, complications qui causent la mort par asphyxie. Quant au catarrhe dit suffocant, c'est presque toujours de l'œdème aigu du poumon. Souvent, l'œdème en question complique l'albuminurie des goutteux (asphyxie urémique), mais il n'est pas forcément fonction de brightisme. Pour ma part, je l'ai vu succéder, foudroyant, à la suppression brusque d'un eczéma variqueux ancien, chez un arthritique. Cela prouve, en passant, qu'il faut, avec un soin jaloux, conserver les émonctoires habituels de l'arthritique.

« Nulle part, a dit Joseph Frank, l'influence de la diathèse goutteuse n'est plus évidente que dans le conduit auditif. » En effet, les otalgies, le prurit du pavillon, la surdité, ne sont pas rares chez les goutteux. Fréquentes aussi sont les localisations de la goutte dans le système nerveux periphérique ou central. Les névralgies erratiques, qui éclatent à l'occasion de grands écarts de régime, doivent, d'après sir James Paget, faire songer à la diathèse goutteuse : elles affectent, d'ailleurs, habituellement, une forme congestive caractéristique. Chez les goutteux anciens, le mal de tête, tenace et continu, accompagné de subdélire et de tendances maniaques, prélude fréquemment à des accidents apoplectiques et comateux. Que d'arthritiques, hélas! meurent *par le haut,* suivant le mot de Swift! *A capite fluit omne malum et cerebrum est atrium mortis* (Fernel).

La moelle épinière est, parfois aussi, intéressée par la diathèse : qu'il s'agisse de simple congestion fugace, ou de dépôts uratiques persistants dans les enveloppes médullaires, on observe les sensations de froid aux membres inférieurs, des fourmillements, des constrictions, quelquefois même des contractures. Les craquements produits dans les vertèbres du cou et du dos, par l'action de certains mouvements, sont symptomatiques d'une spondylite goutteuse des vertèbres qui, à la longue, épaissit les méninges et cause, par compression, les douleurs musculaires et névralgiques de la nuque, du thorax et des omoplates, dont se plaignent tant d'arthritiques.

« La migraine et la goutte sont sœurs, » a dit Trousseau. Leurs manifestations se plaisent à l'alternance. On peut même dire que la migraine est souvent le seul apanage d'hérédité goutteuse, dans le sexe féminin. Chez l'homme, elle précède parfois de plusieurs années les manifestations articulaires : elle représente la décharge céphalique des excédents uricémiques. Les médicaments qui stimulent le foie et les reins constituent alors le meilleur traitement : j'ai l'habitude de conseiller de prendre, en deux fois, à vingt-cinq minutes d'intervalle, une tasse de café noir très chaud et très fort additionné de 1 gramme de salicylate de soude et 50 centigrammes de bromhydrate de quinine. Cette médication n'enraye pas seulement l'accès, mais prévient les accès futurs.

La crise migraineuse des goutteux atteint souvent une durée de vingt-quatre heures, mais rarement elle la dépasse. Elle s'accompagne parfois de vomissements, toujours d'un état nauséeux et flatulent. La vue souffre volontiers de troubles d'accommodation : cette observation m'a fait prescrire, avec succès, l'usage de verres correcteurs, qui éloignèrent certainement les récidives de migraines chez certains malades.

Un autre accident commun de la goutte anormale, ce sont les vertiges. Caractérisés par les troubles d'équilibre, les éblouissements, les mouches volantes, la sensation de rotation des objets environnants et la crainte de la chute, les vertiges s'accompagnent aussi d'une sorte d'ivresse, avec anxiété, bourdonnements d'oreilles, sueurs froides, accélération ou ralentissement des battements du cœur. Il est rare qu'un sujet bien nettement entaché de vice goutteux ne présente pas, à un degré quelconque, ces sensations subjectives de la conscience équilibratrice.

Je combats avec succès le vertige goutteux au moyen des pilules suivantes, une à chaque repas : bromure de camphre, 15 centigrammes ; extrait de cannabis (gras), 1 centigramme ; sulfate de spartéine, 4 centigrammes. Je conseille aussi les courants galvaniques et la déplétion par les grains de Vals.

Les crises d'énervement, d'angoisse, de tristesse, avec un certain degré de confusion mentale, obsessions, perte de mémoire, mauvais sommeil, rêves fatigants, parole embarrassée, sont parfois si marquées chez certains goutteux, qu'on les étiquette : paralysie générale. Et pourtant, j'ai plusieurs fois obtenu la régression *totale* de ces alarmants symptômes, sous l'action du traitement rationnel de la diathèse arthritique.

Évitons, en général, l'abus des purgatifs chez les nerveux : ne relâchons pas davantage les cordes d'un violon qui n'est discord que parce qu'il n'est point tendu, suivant la juste comparaison de Byron.

Le traitement a toujours pour base la vie sobre, le régime régulier, sans aucun écart, et la diminution graduelle des aliments trop succulents. Il faut toujours aussi conseiller l'exercice actif, mais en se gardant d'accorder au goutteux le supplément alimentaire que réclame l'exaltation de son appétit.

En propageant, ici, le régime sobre, nous servons non seulement la cause de l'hygiène, mais aussi celle de l'économie politique. Il est, en effet, avéré que la nation française mange environ un tiers de plus que le nécessaire. Or, comme les consommations de la table se chiffrent annuellement par 12 milliards, cela ferait 4 milliards d'économie.

Le goutteux anormal doit surtout éviter les viandes riches en nucléine, productrice par excellence de l'acide urique (foie, rate, ris de veau, cervelles, fromages, jaune d'œuf, sang des animaux) l'excès de sel (salaisons, etc.), qui précipite l'acide urique de ses solutions. Il doit manger beaucoup de fruits et notamment des pommes, fraises, framboises, cerises anglaises, raisins noirs, reines-claude, pêches, etc., dont les acides végétaux se transforment, dans l'organisme, en carbonates alcalins, qui servent puissamment l'élimination des urates. Parmi les végétaux les plus recommandables, je citerai encore le fenouil, le pourpier, l'artichaut, l'avoine, la pomme de terre bouillie, le persil, le poireau, la chicorée, le genièvre. Il est bon de remplacer le sucre par la lactose, ou sucre de lait, qui est diurétique et anti-urique : on la dissout à chaud.

L'alcool est le grand ennemi du goutteux anomal. C'est un poison *protoplasmique*, qui affaiblit l'énergie de la fonction oxydante de nos cellules. En d'autres termes, l'alcool est un agent *d'épargne*, contraire à ceux auxquels la *dépense* est ordonnée sous peine de mort. C'est surtout contre les anomalies de la goutte que le régime abstème agira utilement. Je préconise d'habitude trois ou quatre comprimés de citarine. C'est le meilleur balai des voies urinaires et le plus actif dilueur des urates, sels si peu solubles. On peut aussi conseiller l'usage d'un certain nombre de tisanes éliminatrices : pereira-brava, buchu, uva ursi, ulmaire, pichi, fève des marais, queues de cerises noires, fleurs de genêt, feuilles de frêne, stigmates de maïs, chiendent, pariétaire, arenaria rubra, etc... Les cures de petit-lait sont surtout utiles lorsque le foie est notoirement touché par la goutte. Dans ces cas-là, les stations hydriatiques alcalines rendent aussi de grands services principalement Vichy-Etat.

Voici, en général, comment on peut libeller, avec quelques chances de succès, le traitement rationnel des anomalies de la goutte :

1º Régime et hygiène appropriés à l'arthritisme (je les ai suffisamment développés, dans les précédents chapitres, pour ne pas avoir à y revenir);

2º Comme médication, prendre tous les matins 1 gramme de solurol, dont la valeur éliminatrice est démontrée ; les dix autres jours, une bouteille de Martigny, source Lithinée ;

3° Enfin, tous les deux soirs, au moment du coucher, boire, dans une infusion très chaude de fleurs sèches de fèves des marais, sucrée avec 10 grammes de lactose, une cuillerée à café de la poudre suivante : sulfate de soude, benzoate de soude, chlorate de soude, parties égales.

L'alcalinité est nécessaire à la plupart des phénomènes biologiques. Si l'on rencontre chez la femme une plus grande vulnérabilité dentaire, une tendance plus marquée aux lithiases et au rétrécissement mitral, c'est que (la chimie l'a démontré) la femme est moins alcaline que l'homme. Elle n'échappe à la goutte véritable que grâce à la saignée périodique que lui a infligée la prévoyante nature : mais elle devient souvent, à l'âge critique, la proie de l'acidisme et de la goutte anomale.

L'abus des travaux d'esprit possède sur la diathèse urique une réelle influence, ainsi que je
l'ai déjà fait remarquer. Van Swieten cite l'observation d'un mathématicien auquel la solution d'un problème difficile occasionnait régulièrement un accès de goutte. Sydenham
rapporte qu'une de ses attaques les plus violentes lui survint pendant la composition de
son célèbre traité *De podagra*. Peut-être la
diathèse se vengeait-elle de son vainqueur!

CHAPITRE VII

L'ARTÉRIOSCLÉROSE

LA sclérose artérielle débute toujours par l'envahissement des artérioles viscérales, notamment de celles du rein, du cerveau, du cœur et du foie, ce qui détermine naturellement, dans la nutrition et le fonctionnement de ces importants organes, des perturbations plus ou moins considérables. Que de viscéropathies, que d'états chroniques mal définis sont solidaires de la sclérose artérielle, même chez les individus jeunes encore ! L'état lésionnel, dans cette maladie, ressortit nettement à l'arthritisme, à la nutrition retardante ou bradytrophie, et c'est pourquoi l'artériosclérose coïncide si volontiers avec la goutte, le rhumatisme, l'obésité, le diabète. D'autre part, les infections aiguës (grippe, typhoïde) ou chroniques (syphilis), les empoisonnements (alcool, tabac, plomb, toxines alimentaires) ont coutume de précipiter (probablement grâce à certains concours microbiens) le travail, lent et insidieux, de la sclérose dans les artères, inévitable produit de l'usure vitale.

Aucun mal n'accélère davantage le processus de déchéance, de sé lité, de misère générale dans l'économie : en écrivant son célèbre aphorisme « on a l'âge de ses artères », Cazalis prévoyait, il y a plus d'un demi-siècle, la dystrophie par irritation vasculaire interne, résultant de cet état progressif d'épaississement athéromateux, qui tend à l'oblitération des artérioles. Parmi les malaises imputables à l'artériosclérose, figurent surtout la dyspnée, la sternalgie, la gastrodynie, les palpitations, l'instabilité physico-mentale, la vultuosité *post prandium*, avec état somnolent. Dures et tendues, les artères battent violemment et vite : l'auscultation cardiaque perçoit un retentissement diastolique à l'orifice aortique. L'urine est, d'ordinaire, abondante et limpide, légèrement albumineuse ; la tête lourde, avec vertiges et souvent débilité mentale. Tous ces symptômes sont généralement sournois : c'est au praticien de les dépister, pour l'institution d'un traitement précoce et relativement fructueux.

Un certain degré de parésie des membres intérieurs, avec tendances aux crampes, aux contractures, douleurs sourdes ou contusives, erratiques, dans les masses musculaires et exagération des réflexes rotuliens : voilà encore des symptômes qui semblent fréquemment liés à la perte d'élasticité des parois artérielles. D'autre part, les traits du visage sont flasques, bouffis, souvent décolorés ; le malade accuse de petits saignements de nez ; ses ongles deviennent striés, épais, déformés et cassants, principalement aux orteils ; ses cheveux tombent. On constate des alternatives de constipation et de diarrhée, des fluxions hémorroïdaires, des crises congestives au foie et au rein. On observe aussi que le repos nocturne est plutôt une cause de faiblesse : l'artérioscléreux se déclare plus fatigué au lever qu'au coucher, principalement en vertu des phénomènes de toxémie alimentaire qui surviennent pendant l'inactivité corporelle et le sommeil.

Toutes les maladies graves ont leurs frontières, leur état de miniature : elles se font précéder, en quelque sorte, d'une carte de visite. La période prémonitoire de l'athérome ou *présclérose* n'est pas la maladie : on doit l'envisager comme un simple trouble fonctionnel, sans lésion, *sine materia*. Voilà une notion féconde aux points de vue curatif et surtout prophylactique : elle est due au génie de Huchard. C'est l'hypertension fonctionnelle des artères qui, négligée ou mal soignée à ses débuts, fait le lit à la sclérose des artères : Josué n'a-t-il pas reproduit, chez l'animal, les lésions de l'athérome, en déterminant (au moyen d'injections répétées d'adrénaline) une hypertension vasculaire artérielle ? Réciproquement, il nous arrive, tous les jours, d'enrayer la marche des plus graves maladies (néphrite interstitielle, hémorragie et ramollissement du cerveau) en nous acharnant à abaisser, systématiquement, la pression artérielle chez les malades.

Les débuts de l'artériosclérose se reconnaissent surtout, à mon avis, à la débilité mentale, à l'insénescence intellectuelle, si j'ose m'exprimer ainsi. Il y a évidente faiblesse dans la transformation des sensations en idées et rétrécissement du champ cérébral, la sphère de l'entendement dépassant peu les objets ambiants.

La jeunesse est le protecteur le plus efficace contre les assauts de l'artériosclérose : mais cette muraille est elle-même fortement minée par la

vie moderne et le mal y ouvre de larges brè-
ches. Bien des malades euphémiquement
traités de *neurasthéniques* ne sont que des
artérioscléreux jeunes.

J'estime que, pour la pathogénie de l'hypertension, on ne fait pas une place assez large
à l'action des *purines*, des bases xanthiques.
Les goutteux, qui fabriquent à plaisir la xan-
thine, l'hypoxanthine, l'adénine, la gua-
nine, etc., ont toujours un pouls hypertendu :
d'autre part, la valeur hypertensive de la caféine, de la théobromine, de la théophylline,
de la matéine (bases végétales de la même
série xanthique) vient encore à l'appui de cette
hypothèse plausible. Personne ne nie l'action
malfaisante, sur l'épithélium vasculaire, de
tous les acides (urique, lactique, oxalique)
produits habituels de l'aberration nutritive
chez les arthritiques. L'urée elle-même, déver-
sée en trop grande quantité dans le torrent
circulatoire, augmente la masse du sang et
élève la pression. L'hydratation saline du sang

par la rétention des chlorures semble aussi douée d'un pouvoir analogue. Ces observations nous expliquent l'action favorable de la diète lactée chez les arthritiques hypertendus, dont elle facilite la crise azoturique, le drainage des chlorures, la lixiviation des purines, et la neutralisation des acidités.

Pour abaisser la pression artérielle et lutter contre l'hypertension fonctionnelle, dans le stade primaire de l'artériosclérose, je conseille l'iodalose de Galbrun à la dose de 20 gouttes trois fois par jour, aux repas, avec repos huit jours par mois. On voit par son influence, cesser, avec l'hypertension, la claudication intermittente du cœur et diminuer, peu à peu, la viscosité du sang, par suite d'une modification de l'osmose globulaire qui facilite la circulation. Comprise ainsi, l'iodothérapie, qui n'agit qu'à longue échéance, peut être continuée longtemps, sans iodisme : l'adjonction des benzoates et des salicylates (de *lithine*, surtout) favorise encore la tolérance.

La trinitrine, le vératre vert, le tétranitrol et autres hypotenseurs s'adressent surtout aux accidents angoreux. L'arséniate de strychnine et la strophantine (2 milligrammes de chaque, aux repas) empêchent la dépression des centres cardio-circulatoires, redressent l'activité ventriculaire et stimulent la diurèse, sans irriter l'épithélium du rein. Chez les rhumatisants et les goutteux en puissance, je préfère encore la tiodine de Cognet, qui régularise fort bien le rythme cardiaque.

Dans ces dernières années, on a préconisé, contre l'artériosclérose, un certain sérum, dit de Trunecek, dont la composition est connue aujourd'hui de tous : incapable de faire rétrograder les lésions scléreuses (l'iodure tout au plus, le pourrait !) ce sérum atténue certains symptômes peut-être et apaise certains désordres, liés à l'asthénie nerveuse et à l'irrigation irrégulière des centres nerveux (dyspnée, oppression cardiaque, troubles sensitifs, moteurs et psychiques). Mais, si nous voulons être justes, avouons qu'à peu près toutes les pratiques hypodermiques sont capables d'en faire autant : il n'y a là rien de spécifique, ni même de *spécial* !

Si les artérioscléreux s'aggravent presque fatalement et succombent à une fin prématurée, c'est qu'ils ne se savent pas, ne peuvent pas ou ne veulent pas adopter le régime indispensable pour les faire vivre et les prolonger utilement. Ce régime consiste, d'abord, à fuir tout excès d'aliments et de boissons, afin de diminuer la pléthore et la tension sanguines, inévitables fruits de la suralimentation. Les malades s'abstiendront aussi de tous les aliments capables d'augmenter les urates et les toxines : bouillons et extraits de viande, riches en hypoxanthine, riz de veau, cervelles, foie, rognons, mollusques, laitances, œufs de poissons, riches en nucléines ; viandes noires, gibiers, conserves et marinades, charcuteries fermentescibles, surchargées de toxines ; légumes acides, épices, condiments, fromages fermentés, boissons alcooliques, thé, café, cacao, tabac, surtout, dont l'action est si néfaste aux plexus coronariens des arthritiques.

L'artériosclérose, en tant que lésion, semble due souvent à la production exagérée d'acide sulfurique par un régime carné intensif. L'antidote est donc dans le régime *alcalin*, lacto-végétarien et surtout dans une cuisine simpliste, seule compatible avec la sobriété vraie, tout fricot raffiné menant à l'intempérance en enflammant exagérément le sens du goût.

Le lait doit être consommé non en nature (à l'état liquide) ce qui exagère presque toujours les fermentations, mais sous la forme de potages épais, de crèmes renversées. Les œufs à la coque, les viandes fraîches, tendres et bien cuites, gélatineuses, la volaille et le poisson bien frais, à chair blanche ; les légumes verts très cuits, au maigre, les fruits bien mûrs ou en compotes, le pain complet et rassis, les boissons aqueuses, vin blanc ou bière étendus d'eau alcaline faible : tel est le régime résumé. La viande ne sera consommée qu'au seul repas méridien.

L'artérioscléreux doit éviter les efforts physiques et les vives émotions morales, dont le ralentissement cardio-vasculaire est toujours fâcheux. Il combattra la constipation par les lavements et par Hunyadi Janos, qui ne se borne pas à régulariser les selles, mais stimule la diurèse et la dépuration, et s'oppose ainsi à la pléthore abdominale. Il sera bon, entre les repas, de prendre parfois une ou deux tasses de tisane chaude, pour activer l'élimitation indispensable de l'acide urique et des urates. L'exercice modéré, toujours au grand air (en évitant la mer et les altitudes), les frictions d'iothion, les bains, les massages, les courants statiques ou de haute fréquence sont, souvent aussi, indispensables, pour accélérer les combustions métaboliques et assurer le parfait équilibre de la nutrition, par une balance raisonnée des recettes et des dépenses de l'économie animale.

CHAPITRE VIII

L'OBÉSITÉ ET SON TRAITEMENT

LIBELLÉ de façon rationnelle, c'est-à-dire toujours après une étude directe du sujet (auscultation, analyse d'urines, connaissance de la constitution et des états morbides antérieurs), le traitement de l'obésité est constamment suivi de résultats favorables. Après une expérience de quelque étendue sur ce point spécial de la pratique, je dois à la vérité de déclarer que je n'ai pas encore rencontré sur mon chemin un obèse irréductible. En revanche, il m'est arrivé parfois de voir mon traitement dépasser le but proposé, ce qui m'a rendu prudent sur le chapitre des régimes

trop serrés et des médications trop actives.
« D'abord, ne pas nuire, » tel est le divin *laba-rum* de tout médecin digne de ce nom. La plus mauvaise médication est celle dont on peut dire qu'elle est pire que le mal !

Il ne faut pas oublier, du reste, que l'obésité est souvent héréditaire et constitutionnelle, comme toutes les manifestations de l'arthritisme[1]. Elle se traduit de bonne heure par l'atonie générale, les chairs molles et comme bouffies. Elle affectionne plus volontiers la femme, que certaines causes particulières (vie recluse, port du corset, action de la grossesse et de l'âge critique) prédisposent assurément à l'envahissement adipeux, surtout dans les pays du Nord, où l'abus de la viande, des graisses et des boissons fortes, joint au confinement apathique du *home*, constituent de puissants appoints à l'évolution de l'obésité.

---

[1] Non seulement l'obésité, mais le *lipome* même est un signe d'arthritisme constitutionnel. Cette tumeur graisseuse n'est, d'ailleurs, justiciable que de la chirurgie.

Voici, en général, comment je comprends la cure d'amaigrissement. Deux fois par semaine, au coucher, je prescris 50 centigrammes de scammonée, purgatif poussant aux selles graisseuses et s'opposant activement à la pléthore abdominale et à l'état congestif du foie, grands générateurs de la gastrophorie. Tous les matins, je fais prendre 1 gramme de corps thyroïde frais de mouton, si l'on peut s'en procurer : cette médication, sans être positivement dangereuse, demande à être surveillée de près par le médecin. Si une douce anarchie ne régissait depuis longtemps la profession médico-pharmaceutique en France, la vente sans ordonnance des préparations thyroïdiennes serait justement interdite. Pour peu que le cœur ou les reins soient d'un fonctionnement douteux, on aura souvent à déplorer des accidents, à la suite de cette médication *organique* fort active.

Dans ces derniers cas, je remplace le thyroïde par l'iodhyrine du Dr Deschamp et

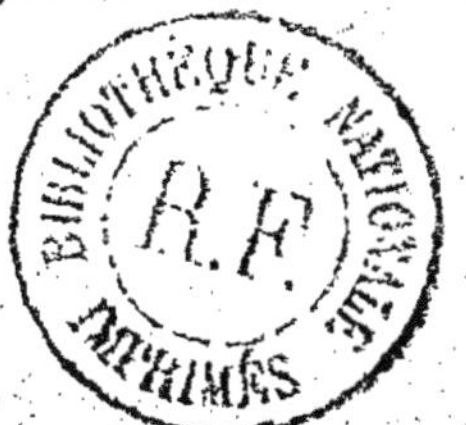

6

j'excite ainsi la torpidité nutritive, sans crainte d'offenser le cœur, les reins, ni les gros vaisseaux. En cas d'anémie ou de lymphatisme prononcés, je préfère encore le proto-iodure de fer, une cuillerée de sirop aux repas, dans un grand verre d'eau de Vals, source Précieuse.

L'obèse doit mener la vie au grand air, à la mer, à la montagne. On lui recommandera surtout les exercices pratiqués à jeun : marches en ascensions graduelles, natation, équitation, canotage, bicyclette, etc., afin de libérer les muscles de leur graisse parasite et de favoriser une active sudation. Le massage, l'hydrothérapie, la douche froide, les bains de mer, et surtout les cures thermales chlorurées et sulfureuses, coopèrent activement à ce but. La vie en plein air augmente la capacité respiratoire des obèses et par conséquent les oxydations organiques, véritables combustions ; de leur côté, les muscles, en fonctionnant, brûlent aussi une certaine quantité de matériaux de régression et de déchéance vitale. En ne dépensant pas assez, on reste trop propriétaire des biens acquis.

L'homme gras ne doit jamais s'attarder au lit : six à sept heures de sommeil lui suffisent. « Sarah, belle d'indolence... etc. », ne tarde guère à s'affliger d'une ventripotence tout orientale : *Otium humectat, labor siccat* (Celse). L'ennui et l'oisiveté sont toujours les deux *mauvaises bêtes* dont parlait Mme de Sévigné.

Lorsque l'exercice est difficile, il faut s'ingénier à le remplacer par l'aération, les frictions, les massages, les inhalations d'oxygène et d'ozone, les bains électrostatiques et les grands courants alternatifs. On arrive ainsi parfaitement à fondre la graisse en excès et à tonifier parallèlement la vitalité générale. Il faut surtout y songer pour les goutteux chroniques, que les douleurs retiennent, plusieurs semaines parfois, à la chambre, loin de la vie active, et qui amassent volontiers de la graisse pendant cette sédentarité obligatoire. Les arthritiques sont, comme les obèses, des ralentis de la nutrition ; mais, pour la genèse de l'obésité, c'est surtout le passage d'une existence mouvementée à une existence trop calme, plutôt qu'un régime adipogène et plantureux, qu'il s'agit d'incriminer. Peu importe que l'on mange beaucoup, si l'on élimine bien : la nutrition n'a qu'un stimulant naturel, qui est l'aliment.

A ce point de vue des éliminations, j'attache une haute importance aux bains de soleil et au régime vestimentaire de laine, qui excitent les fonctions cutanées et notamment les sécrétions grasses des glandes sébacées tégumentaires. L'étuve sèche m'a également rendu de réels services dans la cure des polysarciques.

Je conseille à tout obèse qui suit un traitement émaciant de porter constamment, pendant la journée, une ceinture-sangle abdominale bien adaptée. Elle leur évitera les hernies, reins mobiles et autres descentes, dont on conçoit fort bien la production par l'amaigrissement brusque : en dématelassant de leur surcharge graisseuse les anneaux et les loges, on fait en quelque sorte *prolaber* les viscères par effraction. Ma ceinture est donc indispensable, surtout à ceux qui désirent se livrer à un exercice régulier et progressif sans aucun péril.

Je serai bref sur le régime alimentaire, que j'ai longuement développé dans mes livres *Hygiène de la beauté*, *Hygiène des riches*, *La Santé de la femme* [1]. Évitons, avant tout, la débilitation. Je compte déjà un nombre respectable de victimes de ces « cures » d'alimentation, absurdes et mal surveillées. Que de personnes inconsidérées *guérissent* ainsi de l'obésité en tombant dans la phtisie, semblables au héros du proverbe :

Incidit in Scyllam, cupiens vitare Charybdim!

Jamais de cure d'amaigrissement en hiver, sous peine de bronchite certaine, qui dégéné-

[1] O. Doin, éditeur, 8, place de l'Odéon.

6.

rera facilement en tuberculose, surtout chez les descendants de goutteux, d'eczémateux et de diabétiques...

Point de bon régime sans balance. En vingt-quatre heures, l'obèse doit consommer, répartis en trois repas : 250 grammes de pain rassis, mie et croûte, 300 grammes d'œufs ou viande maigre, 300 grammes de salade ou légumes verts herbacés et laxatifs, préparés à l'eau seulement, et 200 grammes de fruits, en choisissant les fruits acidulés. Toute personne désireuse de maigrir devra dire adieu aux boissons alcooliques, distillées ou fermentées : ce sont aliments d'épargne qui ralentissent les oxydations, abaissent le taux de l'urée et diminuent l'acide carbonique exhalé. De plus, les boissons alcooliques sollicitent d'abondantes sécrétions gastro-intestinales, qui assurent l'absorption intégrale d'une plus grande quantité de substances nutrimentaires dissoutes...

Que faut-il donc donner comme boisson ? La meilleure est le thé chaud, à 50°, très

léger, additionné d'une petite pincée de bicarbonate de potasse, par tasse de 200 à
250 grammes, quantité autorisée à chaque
repas. Si la soif se fait sentir entre les repas,
j'autorise parfaitement un verre d'eau pure et
fraîche, non calcaire et non gazeuse.

Tous les aliments peuvent causer l'obésité,
si l'on en mange trop. Mais il faut surtout
éviter les graisses, qui s'accumulent, en
nature, dans le tissu cellulaire ; les farineux,
les fritures, les ragoûts, les pâtisseries, sucreries et chocolat. La suppression des potages
est une bonne chose, surtout dans les premiers
temps. Je conseille aussi bien les viandes
blanches (maigres) que les viandes rouges :
ces dernières doivent être ingérées très
peu cuites et même crues, en fin hachis,
déguisé dans des épinards ou de la chicorée
cuite.

Je restreins l'appétit excessif, chéz certains
obèses, en donnant, avant chaque repas, une
pilule composée de 2 centigrammes des trois

extraits d'opium, de jusquiame et de cannabis.

En terminant, je réagirai, une fois encore, contre les abus actuels du régime sec pour les cures d'obésité. Les obèses sont des *ralentis* de la nutrition, c'est-à-dire des arthritiques. Or, que fait la limitation des boissons, dans l'arthritisme ? Elle encrasse le foie et les reins, empêche la dilution normale du sang et l'indispensable activité des émonctoires. Aussi, voit-on succéder au régime sec : les attaques de goutte, les crises de gravelle et de dyspepsie acide, les coliques hépatiques, l'artériosclérose et les lésions circulatoires qui lui servent d'acolytes… Le régime sec fait donc partie de cet important arsenal de médications avec lesquelles *on meurt guéri*, si j'ose rééditer cette vieille plaisanterie, qui exprime fort bien ce que parler veut dire.

L'obèse doit fuir la tranquillité de l'esprit presque autant que celle du corps. En constatant, dit Debove, l'amaigrissement des sujets qui ont eu des peines morales, on conçoit le respect du peuple pour les gens gras, *obésité* semblant pour eux la traduction de *prospérité*... L'obèse pourtant est plutôt, cependant, un pénitent qui expie ses péchés, par un état morbide résultant de l'inobservance des lois inflexibles de l'hygiène. Souvenons-nous donc, une bonne fois, que l'existence est une perpétuelle destruction : nous ne vivons bien portants que grâce à l'usure, régulière et incessante, de notre machine. Nous avons donc, ô arthritiques, notre santé au bout de notre fourchette et dans nos jambes...

CHAPITRE IX

LES TROUBLES GASTRIQUES
CHEZ LES RHUMATISANTS

LE dérangement des fonctions digestives chez les rhumatisants éclate assez souvent sous l'influence de causes occasionnelles bien connues : écarts de régime, abus des excitants, des vins fins, du tabac, des liqueurs, du thé ou du café, surmenage de l'estomac par des lunchs ou des soupers inusités, excès vénériens, veilles, préoccupations diverses… Bien des malades observent même, sous ces diverses influences, le retour, comme par accès, de leurs mauvaises digestions : les plus courageux se guérissent ou se protègent en coupant court aux causes morbides et en suivant d'eux-mêmes un régime strict.

Il n'est pas de viscère plus influencé par les états psychiques que l'estomac des rhumatisants. J'ai même noté que certaines irritations catarrhales de cet organe (manifestées avec une soudaineté et une intensité parfois incroyables) sont tenues sous la dépendance étroite et avérée de l'activité nerveuse. D'ailleurs, la nutrition n'est-elle pas sévèrement régie par le système nerveux ? Déprimez ce système, et la régulation nutritive est compromise. C'est le cocher qui tient les rênes de tout le convoi animal !

Voici, en général, quelle est la genèse des troubles digestifs chez les arthritiques. La diathèse confère d'abord aux muqueuses digestives une sorte de débilité *native*, avec tendance au relâchement des fibres lisses de ces muqueuses. Un exercice physique incomplet, ne faisant point contrepoids à une richesse alimentaire insolite, rend insuffisant le tirage des combustions humaines. Il se produit alors des déchets organiques. Pour remédier à ce ralentissement nutritif, dont il a souvent conscience, le malade est porté (par une sorte de tromperie de son instinct, ou plutôt par une fausse interprétation des symptômes qu'il éprouve) à user encore plus largement des condiments et des excitants. Il espère ainsi donner le coup de fouet à sa fonction nervo-motrice défaillante. Mais il ne réussit guère qu'à installer dans son estomac le trouble sécrétoire; à stratifier, pour ainsi dire, sur une mécanique anormale, des opérations chimiques défectueuses.

Les symptômes éprouvés le plus ordinairement consistent en une douleur au creux de l'estomac et dans la région des côtes pendant la digestion. L'appétit est pourtant conservé. augmenté même, parfois; mais il survient des régurgitations, la nuit et le matin particulièrement; des sensations de crampes, de pincements, de fer chaud, deux ou trois heures après

les repas. Le sommeil est troublé par des douleurs, des fringales ou *fausses faims*, résultant
des fermentations viscérales et de la distension,
plus ou moins marquée, de l'estomac, dont les
parois inertes subissent volontiers l'ampliation.

Assez fréquemment, on observe encore la
constipation, la torpeur intellectuelle, l'hypocondrie, ou, tout au moins, un certain degré de
tristesse grincheuse ; des sueurs, des bâille-
ments, le ballonnement du ventre, les gar-
gouillements et les renvois gazeux ; les tendances syncopales ou vertigineuses, la tête
vide ou douloureuse, la bouche amère, une
sensation pénible de plénitude ou de pression
sous les fausses côtes, à droite, dans la région
du foie, qui est, d'ailleurs, assez souvent con-
gestionné. Les urines déposent de nombreux
urates et reflètent, par ce témoignage, l'origine arthritique des troubles digestifs chez les
ralentis de la nutrition, dont les oxydations
sont devenues insuffisantes.

Soignés à temps et d'une manière rationnelle, ces troubles — hâtons-nous de le dire — sont fort curables. Mais il ne faut pas attendre que les douleurs, l'insomnie et les vices de l'assimilation aient irrémédiablement compromis la santé générale.

Il est un certain nombre de banales recommandations, dont les dyspeptiques rhumatisants doivent d'abord tenir le plus grand compte : se couvrir de flanelle, éviter l'impression du froid humide sur la peau, user plusieurs fois par jour de frictions sèches, recourir aux bains médicamenteux hydro-minéraux et artificiels, se coucher sur le côté droit pendant le sommeil, etc.

Le régime alimentaire constitue, à lui seul, les trois quarts de la cure. D'abord, la diète a souvent d'incomparables avantages chez les arthritiques : après le siège de Paris, n'a-t-on pas vu des estomacs, jusqu'alors réfractaires aux huiles et aux graisses, désirer et digérer parfaitement ces aliments, obligatoires pendant la période obsidionale ?

On recherchera pourtant les aliments de facile digestion, disant adieu aux crustacés, aux mollusques, au gibier, à la charcuterie, aux fromages forts, et, en général, à tous mets de haut goût. Les crudités, les acides, les sucreries, l'oseille et la tomate, les crucifères et les végétaux aromatiques (chou, ail, oignon, poireau), les condiments, les conserves, et les excitants gastriques seront également mis de côté. On n'usera que rarement du bouillon, des ragoûts, des sauces grasses, pâtisseries, mie de pain frais...

En résumé, le fond du régime sera constitué par les œufs, le poisson bouilli, les viandes braisées, les viandes gélatineuses, les purées de légumes très cuites, les pâtes alimentaires, les potages aux farines maltées (Jammet) : avénose, cérémaltine, gramenose, rizine, que le maltage a rendues d'une digestibilité parfaite.

Les boissons chaudes prises aux repas (thé léger à 40-50°) s'adressent surtout à ceux qui présentent de l'atonie et de la dilatation. Les boissons froides (vin blanc ou bière, coupés d'eau alcaline légère, à 5-10°) sont réservées pour les cas où il importe d'exciter surtout les sécrétions pepsiques. Mais il faut éviter le vin pur et les liqueurs, incendiaires de l'estomac, manger peu à la fois, ne jamais attendre la sensation de satiété, fuir toute surcharge de l'estomac et rester — comme on dit — sur son appétit; lutter, enfin, journellement contre la constipation.

Pour calmer les douleurs gastralgiques, dues à une excitabilité réflexe exaspérée, et pour rétablir à la fois dans leur état normal les sécrétions chimiques, rien ne vaut l'action des massages et des douches tièdes superficielles dans la région abdominale. Postérieurement, la marche, la gymnastique et la pratique régulière des sports achèveront la détente définitive des symptômes dyspeptiques. Beaucoup d'arthritiques se trouvent également bien, après le repas, de l'usage du *rocking-chair* ou chaise berceuse, qui stimule la paresse de leur digestion.

Les alcalins sont les meilleurs élimina-teurs de l'acide urique. Ils augmentent le coefficient de l'oxydation et de la rénovation des tissus. Je conseille d'agir à la fois sur les urines, sur la peau et sur le foie par le moyen du salicylate de lithine, administré, le soir, con-jointement avec l'héroïne, précieuse contre l'élément douloureux ou gastralgique. Je complète l'épuration organique en prescrivant, avant chaque repas, X gouttes d'un mélange de teintures de gaïac et de semences de colchique; après chaque repas, une cuillerée à soupe d'une solution de chlorure d'ammo-nium à 1 p. 100. Enfin, tous les deux ou trois jours, je conseille, pour décongestionner le foie, un lavement avec l'infusion de saponaire froide, additionnée de sel de Vichy-État.

C'est une erreur considérable que de pres-crire aux dyspeptiques rhumatisants le régime

lacté. Il faut beaucoup de bile pour la digestion complète du lait. Or, les arthritiques,
ayant, le plus souvent, le foie torpide et
engourdi, s'accommodent fort mal du lait en
trop grande quantité. « Nous avons tous plus
ou moins de foie, » a dit humoristiquement
Murchison. Aussi importe-t-il de bien exami-
ner les fonctions de cet organe, primordial
chez le rhumatisant. Cet examen a, pour
moi, plus d'importance que la chimie du
suc gastrique, si fertile en renseignements...
inexacts, que les médecins fanatiques de ces
pratiques m'ont toujours rappelé l'histoire
du tailleur de Gulliver prenant à son maître
mesure d'un habit d'après les règles mathé-
matiques, et ratant l'habit, malgré toute sa
géométrie !

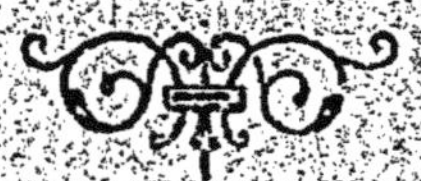

CHAPITRE X

LA DYSPEPSIE ARTHRITIQUE

L'ESTOMAC a été comparé par Bacon à un chef de famille, sans lequel les autres membres ne sauraient prospérer.

Les maladies stomacales augmentent tous les jours dans la pratique, et cette augmentation semble parallèle à celles des troubles nerveux d'origine goutteuse ou arthritique (neurasthénie, etc...). L'estomac se trouve parfois primitivement touché, chez ces diathésiques ; mais le cercle vicieux, commun en pathologie, ne tarde pas à s'établir, et l'estomac devient à son tour l'agent provocateur des troubles nutritifs dans le système nerveux. L'estomac est, en effet, le réceptacle d'une foule de conséquences morbides.

On observe, le plus ordinairement, les symptômes suivants : l'appétit est conservé, et même il survient, assez souvent, de véritables fringales, surtout la nuit. Le malade éprouve les inconvénients des fermentations digestives anormales : développements gazeux, soif, ardeurs et brûlures au creux de l'estomac, nausées et même vomissements, alternatives de diarrhée et de constipation. J'ai souvent constaté que l'état douloureux s'apaise avec l'ingestion des aliments. Dans l'intervalle des repas, la langue est pâteuse ; on observe de la somnolence pendant la journée et de l'insomnie pendant la nuit ; le mal de tête frontal, les démangeaisons à la peau, les douleurs intercostales (points de côté). Tous ces malaises augmentent sous l'action des contrariétés, des fatigues, du surmenage : car l'arthritique est, ne l'oublions pas, *doublé toujours d'un nerveux*. Le pessimisme est, on l'a dit, à la fois le père

nourricier des gastralgies et leur rejeton le plus
direct.

Parfois, une active sécrétion de liquide
acide a lieu dans l'estomac, le matin à jeun ou
entre les repas. Mais, ordinairement, les malaises se limitent à la période digestive. Le
caractère de ces sortes de malades devient
alors souvent triste et difficile : sensibles au
froid, en proie au vertige et aux troubles
visuels, ils se plaignent de palpitations et de
sueurs nocturnes, avec accablement au réveil.
Ils aiment à changer de médecins et de médicaments : j'en ai même vu prendre plaisir à
collectionner les ordonnances, sans les donner
à exécuter. Enfin, l'eczéma, l'urticaire et les
clous ne sont point rares, chez les dyspeptiques
arthritiques : leur apparition joue souvent un
rôle révulsif utile sur les souffrances habituelles de la digestion.

Chacun sait que l'on voit couramment les
arthritiques, vers le *terminus* de leur carrière,
présenter des cancers de l'estomac ; mais en-

core plus fréquents sont les faux cancers ou *spasmes du pylore* (avec stagnation alimentaire, dilatation et gastrite). Ce sont ces pseudo-tumeurs que guérissent le chlorate de soude, le condurango, la belladone ; et, pour ma part, j'ai eu la joie de conserver déjà un très grand nombre de ces malades, à tort proclamés incurables ou même perdus à bref délai... La mesure inégale de l'esprit d'observation est, dit justement Zimmermann, la grande source des disputes entre médecins !

On ne saurait croire l'importance du régime, chez l'arthritique : c'est à son canal alimentaire, surtout, que s'applique la fameuse définition de « laboratoire de poisons ». En effet, l'inertie du foie, l'une des tares caractéristiques de l'arthritisme, ne protège plus le malade contre l'intoxication alimentaire. D'autre part, le catarrhe et la dilatation, chez les goutteux, provoquent une foule de ferments morbides bacillaires. Enfin, l'atonie gastrique est une véritable constipation de l'estomac. Et n'oublions pas que l'estomac est le vestibule de tout le système nutritif.

Comment réduire les *toxines* à leur *minimum* ? Par le régime, vous dis-je, par le régime seul. On bannira, sans espoir de retour, l'alcool, le vin pur et le tabac, les mollusques, conserves et condiments, les farineux, viandes fortes, fromages fermentés. On remédiera à l'atonie gastrique en prenant de la glace au début des repas, et en les terminant par une petite tasse de café ou de thé au lait, *très chaude*. On ne fera que deux repas, à sept heures d'intervalle et généralement libellés ainsi : œufs mollets, veau rôti, volaille, maigre de jambon, poisson bouilli, foie de veau grillé, agneau, langue de bœuf ; purées de pommes de terre, d'artichauts, d'épinards, de chicorée. On mangera peu, et l'on boira suffisamment de vin (rouge ou blanc) coupé d'eau, pour favoriser les éliminations rénales, dont l'importance est capitale chez l'arthritique.

Ce dernier est presque toujours un gros mangeur. Pendant quelque temps, il lui sera très pénible de se restreindre. Mais Darwin n'a-t-il pas prouvé que le tube digestif est l'organe le plus adaptable ? Et puis, en mâchant longuement les aliments, en faisant un usage habituel du pain *grillé* (pour cela, un dentier bien fait est souvent indispensable), on arrivera à discipliner parfaitement l'estomac, l'outre des vices nutritifs, qui deviendra la boîte de Pandore de la santé ! *Consumitur consumendo* ; rappelons-nous cette juste épitaphe du gourmand.

Après chaque repas, je conseille une demi-heure de sieste, le corps légèrement incliné sur le côté droit. Mais on évitera de s'abandonner au sommeil. Le massage et les électrisations abdominales, les lavements de sauge ou de camomille, souvent répétés, faciliteront la renaissance fonctionnelle des arthritiques dyspeptiques. Il faut faire tout pour empêcher l'apepsie, qui ouvre la porte aux maladies mortelles.

Pour le traitement proprement dit, je rejette systématiquement le lavage gastrique et les cachets antiseptiques, qui contribuent à accroître l'atonie et les perversions sécrétoires, c'est-à-dire à éterniser l'insuffisance de l'estomac. Tous les matins, je prescris une infusion avec 5 grammes de boldo et 3 milligrammes d'arséniate d'antimoine. Avant chaque principal repas, je conseille des cachets avec 25 centigrammes de phosphate ammoniaco-magnésien, 10 de poudre de semences de colchique, 10 de noix vomique et 5 de benzoate de lithine. Après ces cachets, je fais prendre immédiatement une bouillie de phosphatine Falières. Après un quart d'heure, le malade mange le reste de son repas, suivi d'un verre de madère à la pepsine et à la diastase.

Les cachets précédents rétablissent les sécrétions normales du tube digestif et de ses annexes : ils stimulent, en outre, la tonicité nervo-motrice des fibres musculaires lisses, de l'œsophage au rectum, neutralisent les ferments vicieux et apportent souvent, à l'élément douleur, une incomparable sédation. Au surplus, la douleur m'inquiète peu dans les dyspepsies arthritiques ; je me méfie plutôt du client qui déclare ne pas souffrir, et j'ai justement flairé, dans maint cas de ce genre, toute une série de complications graves... *Non solum prodest natura, sed etiam nocet.*

Lorsque, dans la journée, le malade se plaint de développements gazeux, il devra avaler 4 à 8 grammes de poudre de charbon de peuplier, dans du pain azyme. (C'est une grosse erreur de mouiller d'eau cette poudre, qui alors ne remplit plus son rôle absorbant.) Quelques gorgées de limonade chlorhydrique aident la poudre dans sa descente et luttent contre la production gazeuse ; mais, s'il existe déjà une acidité exagérée de l'estomac, je conseille alors le lait additionné de citrosodine (Grémy), et, dans les cas rebelles, une pilule, deux fois par jour, ainsi composée : extrait *gras* de chanvre indien et extrait de datura stramonium, 3 centigrammes de chaque.

C'est un tort d'user du bicarbonate de soude comme sédatif des acidités gastriques. Ce sel se transforme, en effet, en chlorures, aux dépens desquels prend naissance l'acide chlorhydrique de l'estomac : on voit donc, après une neutralisation momentanée, les brûlures d'estomac bientôt reparaître et s'éterniser par ce traitement, en vérité trop populaire ! La *citrosodine* n'a pas cet inconvénient.

J'ai souvent recommandé aux arthritiques dyspeptiques l'exercice régulier de la voix. Cet exercice active la nutrition et *supprime les rapports acides*, — comme le remarquaient déjà Aétius et Celse (ce dernier conseillait la lecture à haute voix). En activant la respiration, l'estomac se trouve secoué plus efficacement par le diaphragme, la salivation est déglutie en plus grande quantité et cette déglutition alcalinise et accélère les processus digestifs. Outre la lecture à haute voix, je préconise la conversation animée, la déclamation, le chant, les instruments à vent.

Une des grandes causes de la dyspepsie uri-cémique, c'est la vie de café, en dehors, bien entendu, des libations qui l'accompagnent. L'atmosphère des cafés est confinée, chaude, chargée de vapeurs d'alcool, de tabac, de miasmes, de produits divers de combustions. Il en résulte, pour celui qui s'y plonge habi-tuellement, une sorte d'intoxication chro-nique, caractérisée par un état général conges-tif, un sommeil lourd, une inaptitude mar-quée au travail, une irritabilité nerveuse évi-dente. Les jeunes gens résistent à cet étiole-ment ; mais les oisifs de quarante à cin-quante-cinq ans, officiers, négociants, ren-tiers, etc..., y puisent les germes de l'incu-rable dyspepsie et des affections les plus gra-ves des centres nerveux.

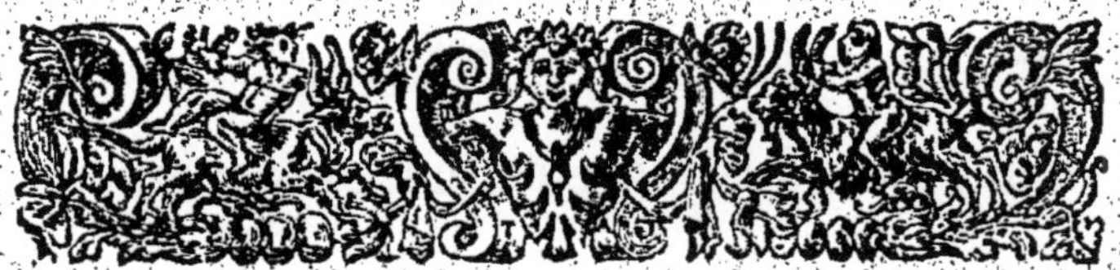

CHAPITRE XI

LE CATARRHE GASTRIQUE
CHEZ LES ARTHRITIQUES

Ce n'est qu'à une période déjà avancée de leur mal que les dyspeptiques arthritiques viennent ordinairement nous consulter.

Alors, les sécrétions gastriques sont très augmentées ; il existe des crises de douleur, trois ou quatre heures après le repas, et des régurgitations acides ; le malade se plaint de maigrir, de pâlir et surtout de *faiblir*, depuis quelque temps. L'estomac est dilaté, la peau est sèche, le moral déprimé ou irrité. L'ingestion des féculents, du vin pur, des liqueurs, des graisses, l'usage du café et du tabac, les

soucis et le travail intellectuel exagèrent notablement cette forme de dyspepsie, que nous
rencontrons couramment dans notre clien-
tèle.

On guérirait presque toutes les maladies, si
l'on pouvait atteindre le trouble fonctionnel
avant l'installation de lésions anatomiques,
plus ou moins réfractaires aux agents médicamenteux. La négligence des malades, les
retards qu'ils apportent à leur traitement
rationnel, engendrent à coup sûr le plus grand
nombre de lésions chroniques.

Pour soigner son estomac, il ne faut point
attendre d'éprouver de vives et intolérables
douleurs ; il suffit de constater des digestions
anormales, des gaz, des acidités, des vertiges,
une lassitude marquée, des points intercostaux
ou sous-costaux, des irrégularités dans l'appétit, de la lassitude, de la déchéance virile.
Ces symptômes indiquent, en effet, la période
d'atonie gastro-intestinale, dans laquelle la
fonction seule est perturbée. N'attendez pas,

pour les enrayer, une altération, peu remédiable, des parois organiques.

Sir Dyce Duckworth a parfaitement décrit, en son magistral traité de *La Goutte*, cette forme spéciale de dyspepsie *acide*, ou par fermentation, si commune chez les arthritiques qu'elle devient pour eux une cause fréquente d'insomnie. A la suite du moindre écart de régime, le malade est réveillé, vers deux heures du matin, par les opérations anormales de la digestion. Il souffre plus ou moins et ne se rendort qu'au matin, avec le mal de tête et la bouche pâteuse. Certains aliments, variables suivant les individus, ont la propriété de susciter ce réveil *brutal*, quatre ou cinq heures après le repas. Pendant la jeunesse, remarque enfin l'excellent clinicien anglais, tous les aliments peuvent être digérés rapidement ; mais, à partir de trente ans, la sélection commence à se faire. Rien de plus exact.

Le *catarrhe gastrique* (gastrite chronique des anciens) est une sorte d'indigestion latente, d'embarras gastrique habituel et continu. Ce catarrhe consiste, anatomiquement parlant, dans une production abondante de mucosités, à la surface interne de l'estomac : on conçoit que cette production agisse à la manière d'un véritable vernis, qui annule toute sécrétion *digestive* et transforme l'estomac en une sorte de réservoir inerte, ou tout au moins inactif !

La clef du traitement est dans l'interdiction de tous *ingesta* excitants, et notamment dans la suppression absolue du vin pur, des liqueurs et des assaisonnements épicés, qui ne sauraient qu'augmenter l'inflammation de l'organe. Nous commençons toujours la cure par un peu de poudre d'ipéca ; nous appliquons ensuite au creux de l'estomac un petit vésicatoire ; nous prescrivons enfin un régime doux et mucilagineux, dont le lait coupé d'eau d'orge, les panades et les œufs à la coque, formeront, pendant une semaine environ, la base exclusive. Progressivement, ensuite, nous augmentons la force de l'alimentation par des prescriptions alimentaires successives.

Il faut modifier l'irritation muqueuse et neutraliser les acidités par le moyen du sel de Hunt, qui vient s'étaler, sur la surface interne de l'estomac, à la façon d'un véritable pansement modificateur.

La gastrite chronique s'accompagne assez volontiers de catarrhe de l'estomac.

Alors, les malades souffrent surtout trois ou quatre heures après les repas ; ils éprouvent de la soif, des régurgitations acides, fétides et *rances*, accompagnées parfois d'impérieuses sensations de faim, auxquelles ils doivent bien se garder de succomber. Nous donnons, comme aliments de choix, le pain de gluten ou le pain grillé, les viandes blanches braisées, les légumes verts, les potages très épais, les marmelades de fruits et les bouillies de céréales ; comme boisson, du thé chaud peu sucré, en petite quantité. L'œuf est un nutriment albuminoïde et phosphoglycérique, fort

riche sous son petit volume : il est à la fois
plastique pour le muscle ; il est respiratoire (le
jaune étant formé de corps gras) et recons-
tituant pour la cellule nerveuse. Il convient
donc à ceux qui souffrent habituellement de
l'estomac. Mais, pour qu'il soit bien digéré,
il importe que le foie possède toute son intégrité : sinon, l'œuf devient un aliment lourd
et indigeste, plus nuisible qu'utile.

Un certain nombre de catarrhes d'estomac
sont causés par des modifications dans le
chimisme gastrique (excès ou défaut d'acidité).
Les écarts alimentaires, un régime vicieux et
surtout l'alcoolisme doivent fréquemment être
ici mis en cause : en un mot, il s'agit du surmenage de l'estomac, commun dans notre
existence à la vapeur.

Pour moi, je l'ai souvent dit, ce sont les
causes morales (émotions, excès, abus cérébraux, épuisement nerveux) qui peuvent reven-
diquer la part la plus large dans la production
des dyspepsies. Les désordres nerveux attei-

gnent l'estomac, non seulement dans son innervation et dans sa motricité, mais dans ses actes sécrétoires eux-mêmes. La vie ordinaire en offre, d'ailleurs, des exemples passagers. Une lecture absorbante, une vive émotion, la présence d'un commensal antipathique, etc., exercent sur l'acte digestif une de ces actions *inhibitoires* qui semblent compromettre toute la vigueur musculaire et toute la puissance chimique de l'estomac.

Malgré la mauvaise qualité des digestions, il arrive, assez souvent, que l'embonpoint et l'appétit du malade sont relativement conservés. Mais le sang n'en est pas moins vicié, à la longue, par les sécrétions catarrhales et les fermentations putrides, dont l'estomac, irrité ou dilaté, devient le théâtre en quelque sorte obligatoire. Pour combattre cette auto-intoxication gastro-intestinale, il faut prescrire les laxatifs et les lavements, et l'usage interne des poudres désinfectantes et absorbantes (parties égales de charbon de peuplier pulvérisé, de magnésie décarbonatée et de salicylate de bismuth).

Les femmes arthritiques qui souffrent de *métrites* rapportent assez souvent à leur estomac les désordres utérins : elles y rattachent les vertiges, le vide de la tête, la tristesse, la paresse d'esprit, l'incapacité de travail, la douleur pendant la digestion, le sommeil incomplet, non suivi de sensation réparatrice, l'impressionnabilité et l'irritabilité nerveuses, l'amaigrissement, la faiblesse, etc., dont elles se plaignent constamment. Il y a, en effet, échange de mauvais procédés entre l'estomac et l'utérus, surtout chez les filles de goutteux, personnes maigres, nerveuses, hystériques, dont les sympathies morbides sont particulièrement aisées à éveiller. J'ai remarqué aussi que les névralgies intercostales, et l'oppression qui en dérive, tiennent presque toujours, chez elles, à de la dyspepsie flatulente et disparaissent par l'ingestion d'un verre d'eau alcaline chaude. Zabé attira l'attention sur les dyspepsies qui dépendent de petites hernies ignorées, ombilicales surtout. Ces dys-pepsies guérissent par les ceintures bien faites.

Pour rester sur le domaine de la pathologie féminine, l'anémie rhumatismale nous offre une variété de troubles d'estomac qui diffère notablement des autres dyspepsies. On observe alors, le plus souvent, un dégoût profond de la viande et des aliments ordinaires, tandis que subsiste une appétence marquée pour les mets acides : vinaigre, citron, cornichons, salades, etc... Trousseau fait remarquer la nécessité de céder à ces idées de chlorotiques, l'estomac manifestant, disait-il, le besoin d'une acidité qui lui fait défaut et dont l'absence porte tort à son fonctionnement normal. Les recherches chimiques modernes, concernant le contenu de l'estomac, ont démontré l'absolue justesse de cette théorie : chez les jeunes filles chlorotiques, il y a *hypopepsie*, diminution d'acidité et de sécrétion gastrique habituelle.

Voici comment je traite ordinairement cette forme morbide : une heure avant chaque repas, je donne une cuillerée à soupe d'eau de chaux, additionnée de sirop de limons. Aux repas, je prescris le bouillon avec jus de viande, la somatose liquide, la cervelle au beurre noir, la langue à l'huile, la salade aux œufs durs, la volaille bouillie, le jambon cru, le macaroni à la sauce tomate, l'oseille au beurre, les nouilles, etc. Après chaque repas, je prescris une goutte d'*eau régale* dans un demi-verre de thé sucré. On échoue bien rarement avec ce traitement, accompagné, bien entendu, de la cure de la chlorose (fer, toniques, air pur, hydrothérapie, etc.).

Trop longtemps négligées dans leur diagnostic différentiel et traitées conséquemment de manière empirique, les maladies de l'estomac n'ont pu échapper aux incessants progrès de l'observation précise et de la médecine scientifique. Grâce surtout aux études chimiques, (dont l'école allemande s'est montrée l'ingénieuse instigatrice), la pratique commence maintenant à se débrouiller, à se désencombrer du fatras des formules aléatoires et infidèles, pour arborer des méthodes de traitement plus sûres et plus précises, je veux dire de ces méthodes qui ne frappent point, en aveugles, tantôt la maladie et tantôt le malade ! Le lecteur désireux de s'instruire spécialement sur ce chapitre pourra consulter avec profit mon récent volume : *Maladies de la digestion*.

Les troubles neuro-arthritiques de l'estomac sont connus depuis Galien, qui accuse la dyspepsie de produire l'oppression, le délire, les convulsions, la mélancolie. J'ai observé des sujets qui, après chacun de leur repas, avaient comme les membres broyés et le cerveau vide.

Combien de gens de lettres ne peuvent travailler qu'à jeun, incapables qu'ils sont de s'assujettir à rien de sérieux, à cause de leur dyspepsie *post prandium* ! D'après Beau, la plupart des névroses dérivent de dérangements d'estomac : si la boîte crânienne contient le centre nerveux animal, l'épigastre est le siège du centre nerveux organique.

CHAPITRE XII

LA CONSTIPATION CONSTITUTIONNELLE

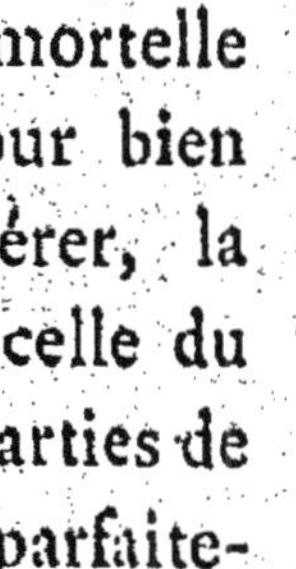

UIVANT Voltaire, notre âme immortelle
a besoin de la garde-robe, pour bien
penser. J'ajoute que, pour bien digérer, la
première des libertés nécessaires est celle du
ventre. Cette solidarité de toutes les parties de
la muqueuse alimentaire s'explique parfaitement par l'embryologie, qui nous montre l'estomac comme un simple renflement de l'intestin. Tout mauvais fonctionnement de
l'intestin proprement dit retentira donc sur la
santé stomacale.

Parfois, la constipation (ce grand déplaisir
de la vie, comme la nommait Napoléon, qui

la connaissait trop bien) est un état constitutionnel remontant à la première enfance, et
même au sein de la nourrice. Toujours, cet
état est favorisé et aggravé par un usage précoce et exagéré des laxatifs, qui finissent par
user entièrement toute tonicité intestinale.
Alors, on éprouve une inquiétude abdominale
de tous les instants ; des épreintes, des grogne-
ments spasmodiques intérieurs. La vie sédentaire, la neurasthénie, les tendances à l'obésité,
accentuent la paresse et l'inertie viscérales : la
femme, en raison de son état nerveux habituel,
est désignée d'avance pour la constipation.

A moins d'obstacle matériel, le régime suffit
toujours à la guérison. Il doit être beaucoup
plus végétal qu'animal : personne n'ignore la
rareté et l'endurcissement des *excreta* chez les
carnivores. On évitera l'usage exagéré des aliments qui abandonnent peu de résidus : œufs,
lait, fromage, viandes fortes, nutriments riches,
en général. Les aliments salés et sucrés (surtout avec la lactose ou sucre de lait) excitent

les mouvements et les sécrétions intestinales ;
ils doivent être recommandés, ainsi que ceux
dont l'assimilation ne va pas sans de nombreux
déchets : viandes blanches, volailles, pieds de
veau et de mouton, aliments mucilagineux,
bouillies, purées et pâtes (nouilles principalement), salades vertes et de légumes, herbes
cuites, oseille, tomate, potages à l'orge, au
potiron, à la zéose (farine de maïs maltée), à
l'avénose (farine d'avoine). La choucroûte est
recommandable, grâce à son acide lactique et
à ses déchets. Les carottes, pommes de terre,
navets, endives, salsifis, haricots verts, cros-
nes, artichauts, cardons, chicorées, choux-
fleurs et autres légumes riches en cellulose
(purée de julienne, salade de pommes de terre)
figurent parmi les meilleurs aliments laxatifs.
Les figues, fraîches et sèches, les raisins
(peaux et pépins compris), les oranges, les
prunes, les compotes de pruneaux secs, les
marmelades de pomme, le gâteau de riz peu
cuit et bien condimenté, le miel, le fromage à

la crème et la crème de lait représentent les desserts. Le pain de son, le pain de seigle, le pain bis, le pain d'épices beurré; le cidre ou le vin blanc très étendu d'eau, le petit-lait (comme boissons) conviennent aux constipés. Le matin, à jeun, je conseille un grand verre d'eau très froide ou de jus d'herbes, lorsqu'il s'agit de remédier à l'insuffisance biliaire; un quart d'heure après, on peut déjeuner avec du café ou du thé au lait et un petit pain de seigle beurré et salé. En résumé, le végétarisme, qui ne fournit à l'estomac que des substances peu assimilables par le travail de cet organe, représente le meilleur régime des constipés : c'est une médication stimulante de l'intestin.

Il faut utiliser le pouvoir tyrannique de l'habitude sur l'organisme, en ayant la volonté inébranlable d'une déplétion régulière et à heure fixe, dans la position accroupie et non assise, cette dernière étant défavorable à l'*expression* abdominale. Un certain nombre d'exercices agissent, également, pour renforcer la musculature du ventre : le canot, le tricycle, la gymnastique de chambre, travaillent dans ce sens. Je conseille aussi le massage abdominal, pratiqué, de gauche à droite, en roulant, cinq minutes, matin et soir, sur le ventre, un petit sac de grains de plomb; enfin, comme *ultima ratio*, un lavement froid, une fois par semaine, avec un demi-litre d'eau bouillie, additionnée d'une cuillerée de glycérine bien pure, à garder le plus possible. L'introduction anale d'un suppositoire Pachaut à la glycérine fournit aussi de bons résultats. Je réserve pour les cas les plus rebelles le lavement d'huile d'olive pure (150 grammes).

Tous ces détails, d'une cuisine un peu spéciale, ont une réelle importance : la médecine pratique n'est que l'art des minuties. L'inertie intestinale est une inquiétude de tous les jours, qui sollicite et martyrise l'existence. Seuls, l'hygiène et le régime triomphent, à la longue, de cette triste et désagréable infirmité, fertile en malaises et même en maladies de tous ordres. Les maux de tête, les états congestifs, les troubles d'estomac, l'insomnie, les cauchemars, etc., sont les satellites ordinaires de la constipation. Les hémorroïdes, fissures et fistules, la typhlite, les hernies, les déplacements d'organes, compressions, etc..., sont aussi des complications possibles. Enfin, le constipé, Locuste de soi-même, empoisonné par les toxines incessamment résorbées à la surface de l'intestin, est une victime marquée d'avance pour les maladies infectieuses et épidémiques. Songez que, par mois, nous fabriquons plus de 25 kilogrammes de bile et voyez de quels dangers toxiques nous souffrons, rien qu'en l'absence d'exonération régulière d'une sécrétion presque entièrement excrémentitielle !

La constipation constitutionnelle doit être traitée dès le jeune âge ; d'ailleurs, même chez le petit enfant, la constipation est une infirmité funeste. Elle menace surtout celui qu'une mère ou une nourrice ignorantes a alimenté d'une manière prématurée. Les bébés nourris exclusivement au sein ne souffrent que d'une manière passagère de la constipation. En revanche, l'allaitement artificiel et principalement celui que l'on réalise au moyen du lait stérilisé, possèdent une action échauffante des plus marquées sur les intestins du nourrisson. Il faut alors couper le lait avec de la tisane d'orge ou avec de l'eau miellée bouillie, et donner journellement un petit lavement avec une ou deux cuillerées d'huile d'olive émulsionnée dans l'eau bouillie par le moyen d'un jaune d'œuf. Lorsque l'enfant est au sein, on ne réussit à obtenir des résultats curatifs durables qu'en soumettant la mère ou la nourrice à un régime rafraîchissant : la composition du lait se modifie à la faveur de ce régime. Un grand nombre de nourrices mercenaires, ayant quitté leur grossier régime campagnard pour l'alimentation succulente et azotée des villes, ne sauraient guérir de leur constipation invincible qu'à la condition de

revenir aux soupes, au pain bis, aux légumes
et aux boissons aqueuses. Non seulement l'excès des viandes, les sauces et le vin pur leur
fournissent un lait échauffant ; mais leur santé
elle-même s'en ressent et il n'est pas rare de
les voir maigrir, à la suite d'un régime de luxe
auquel elles ne sont guère habituées.

Après la première enfance, il faut faire la
guerre à ces errements alimentaires, qui entretiennent la constipation dans la jeunesse. Les
repas des jeunes gens d'aujourd'hui sont trop
succulents et cet excès de succulence sème,
chez eux, l'arthritisme prématuré. Nous avons
grand tort, dans la classe aisée, de dédaigner
le *ballast*, que tous les animaux mêlent volontiers à leur nourriture (*paille* des chevaux,
graviers des poules, etc.) : rien n'aide mieux
l'exonération alvine, que les *ingesta* réfractaires
à l'assimilation....

CHAPITRE XIII

L'ARTHRITISME ET L'INTESTIN

OUTE constipation un peu tenace et prolongée entraîne fatalement, un jour
ou l'autre, de l'obstruction du cæcum et de
l'engorgement stercoral. Aussi, chaque fois
que les défécations sont rares et hors de proportion avec l'abondance des aliments ingur-
gités, convient-il de suspecter l'atonie intestinale et de redouter les décompositions putrides
et les procès inflammatoires sollicités par la
rétention des matières excrémentitielles dans
l'intestin. C'est ainsi que la constipation traîne
à sa suite le douloureux cortège des entérites
et des entéralgies ; que l'abus du régime carné,

et surtout de la viande peu cuite, entraîne une insuffisance d'exonération, par absence de rési-dus végétaux, je suppose : la constipation est créée, l'entérite s'installe.

L'irritation de l'intestin par des purgations intempestives devient alors souvent la faute du malade ou du médecin qui n'ont pas su remonter aux causes pour les traiter. Sous une influence occasionnelle, le simple refroidisse-ment du ventre, par exemple (refroidissement auquel les arthritiques sont fort sensibles), l'on assiste à la genèse d'une forme d'entérite sérieuse et rebelle par excellence, la côlite pseudo-membraneuse ou glaireuse, que nos lecteurs connaissent déjà par nos nombreuses descriptions[1].

Toutefois, cette côlite n'est pas la variété d'affection intestinale la plus commune, chez l'arthritique. C'est plutôt l'entéralgie rhuma-tismale, avec ses accès paroxystiques doulou-

---

[1] Voir principalement nos ouvrages : *La Santé de la femme* et *Les Maladies de la digestion.*

reux à l'épigastre et autour de l'ombilic : douleur tormineuse, colique parfois syncopale, toujours accompagnée de courbature, de brisement des forces, de crises de dépression avec hypocondrie. Les fatigues intellectuelles et les diverses causes morales président, d'ailleurs, volontiers, à ces sortes de crises névralgiques de l'intestin, souvent précédées d'un spasme de l'organe, c'est-à-dire d'une contracture exagérée qui aveugle plus ou moins la lumière du conduit et s'oppose à l'évacuation des gaz, véritables causes des coliques nerveuses.

Dieulafoy a étudié la gravelle de l'intestin, qui consiste essentiellement en les débâcles sableuses, survenant, d'ordinaire, concurremment avec la colite pseudo-membraneuse. C'est, croyons-nous, une manifestation diathésique de la goutte. Elle cause incontestablement des coliques fort douloureuses chez les goutteux, qui en méconnaissent, d'ailleurs, fréquemment la cause. Précédée de malaises, de fatigue générale, de ballonnement du ventre, la gravelle intestinale se traite avec succès par les grandes irrigations d'infusion de valériane, additionnée, par litre, de 1 gramme d'antipyrine ; on introduit, à la température de 35 à 38°C., un litre de ce liquide dans l'intestin, par le moyen du bock en tôle émaillée et de la sonde molle œsophagienne, préalablement graissée. Ce lavage de l'intestin ou entéroclyse, pratiqué journellement pendant une huitaine, nettoie mécaniquement la muqueuse de ses déchets et réalise idéalement l'asepsie intestinale, en empêchant les fermentations putrides. Il s'applique à toutes les formes d'entérite chez les arthritiques. Son rôle topique et cicatrisant calme, en effet, l'irritation de la muqueuse, sur toute la longueur du gros intestin. En outre, la tension vasculaire se trouvant augmentée, la diurèse s'établit plus régulière et les toxines (élaborées si nombreuses par l'uricémique) s'éliminent à travers les voies urinaires qui sont, avec l'intestin, le plus parfait de nos émonctoires.

Lorsque l'entérite produit un peu d'état fébrile, il ne faut pas hésiter à donner, trois ou quatre fois dans les vingt-quatre heures, 1 à 2 grammes de tannigène, qui n'est pas seulement antidiarrhéique, mais sait aussi agir comme un excellent antiseptique contre l'élément putridité de l'infection stercorale.

Il va sans dire qu'on ne négligera point de libeller un sage régime alimentaire. Toutes les fois que l'intestin est douloureux ou simplement sensible, il faudra espacer régulièrement les repas, éviter le vin rouge et surtout les vins de quinquina, les élixirs soi-disant toniques, souvent pernicieux au tube digestif. On conseillera les potages épais, les œufs brouillés au jus de viande, les marmelades d'oranges et de pommes, le pain de ménage rassis. On prohibera le vinaigre, les crudités, les graisses, les épices, les poissons de mer, mollusques, crustacés, gibier, conserves et salaisons.

Il ne faut pas se laisser hypnotiser par la constipation, ni borner le traitement à la lutte contre la rétention fécale. Il faut aussi combattre les symptômes qui prédominent : l'irritabilité fonctionnelle ou l'atonie. Contre l'irritabilité fonctionnelle, je conseille surtout des pilules molles avec 20 centigrammes d'extrait de valériane et 1 centigramme d'extrait de belladone par pilule. On en donne trois ou quatre par jour. Contre l'atonie, je fais prendre, au lever et au coucher, une cuiller à café d'huile de ricin additionnée de V gouttes d'essence de badiane, et, avant chaque repas, un granule d'arséniate de strychnine à 1 milligramme. Par la première ordonnance, on remédie à la constipation de cause spasmodique; par la seconde, à la constipation par atonie.

Il est non moins important de modifier l'état du système nerveux central par les bains très chauds salés, les douches tièdes en pluie. Les courants continus sur l'intestin constituent un puissant traitement de la parésie intestinale et de la dilatation du cæcum : ils réveillent admirablement la contractilité des fibres lisses, et j'ai pu souvent, par leur secours opportun, empêcher les complications de la typhlite et les appendicites à récidives. Je suis convaincu que l'on éviterait bien des opérations de l'appendice, si l'on savait recourir à temps et dans de bonnes conditions aux bienfaits de l'électrothérapie. Enfin, si l'intestin se trouve déplacé ou prolabé, il est indispensable de conseiller le port habituel de la ceinture-sangle bien conditionnée.

L'entérite muco-membraneuse est une maladie à rechutes, que le médecin thérapeute devra surveiller toujours de très près, même après guérison apparente. J'ai observé, pour ma part, que la vie au grand air et l'exercice, une alimentation riche en bouillies, phosphatine Falières, viandes gélatineuses, fruits cuits et bière de malt, les frictions et massages avec l'huile de ricin, les lavements d'huile avec l'oléopompe, éloignent les récidives et les rechutes, même chez les arthritiques les plus caractérisés. Dans le sexe féminin, la côlite coïncide fréquemment (tous les praticiens peuvent le remarquer) avec les diverses affections de l'utérus et de ses annexes, métrites principalement. Les sécrétions glaireuses intestinales semblent sollicitées même par le catarrhe utérin et par les déviations de la matrice. Il est avéré que, dans ces cas, on ne triomphe de l'entérite qu'en soignant parallèlement les organes pelviens. Et surtout, on interdira sévèrement à la femme la bicyclette : non seulement elle entretient la métrite et le catarrhe muqueux de l'intestin, mais elle peut, par des contractions trop répétées ou trop fortes du psoas, au contact d'un cæcum enflammé, provoquer l'appendicite, par une sorte d'étranglement. Cela ne veut pas dire qu'il faille adopter, dans ces cas, la sédentarité. Il faut toujours songer à modifier l'état général neuro-arthritique, et, pour cela, rien ne vaut assurément la marche modérée à la campagne, les cures d'air et les cures d'eaux.

Nous reviendrons sur des points importants

au cours du chapitre suivant. Sans être un accident de l'arthritisme, l'appendicite est très fréquente chez les arthritiques, dont la diathèse prédispose sûrement certains malades à cette grave complication intestinale.

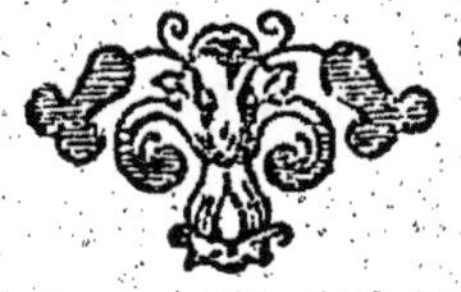

CHAPITRE XIV

L'APPENDICITE

ES statistiques nous montrent, en général, que l'appendicite traitée médicalement guérit dans la proportion de 99 p. 100,
tandis que l'appendicite traitée chirurgicalement ne laisse guère comme pourcentage que
90 p. 100 de guérisons. Il ne faudrait pas,
naïvement, en conclure contre l'intervention
opératoire. La statistique, est (comme on l'a
dit) une bonne fille qui se livre au premier
venu, et la mortalité opératoire de l'appendicite s'explique assez bien par la *gravité des cas*
abandonnés plus ou moins tardivement au
couteau : on temporise toujours devant le

bistouri, et le chirurgien ne connaît guère que des cas graves.

Ce qui attire surtout la protestation, c'est moins l'abus des opérations que la tendance *théorique* à faire, actuellement, de l'appendicite le bouc émissaire de toute la pathologie abdominale ; il importe de ramener les yeux du clinicien sur les indications précises de la laparotomie. En effet, ce qui explique surtout les divergences de pronostic et de traitement, ce sont les divagations du diagnostic, ou, (soyons plus équitables) les innombrables variétés d'états morbides différents, peu à peu rassemblés, par une généralisation trop hâtive, sous le vocable d'*appendicite*. Ce n'est guère, avouons-le, une manière d'éclairer et de faire avancer la question clinique. Actuellement, on ne saurait résumer, du reste, en formules systématiques ou en théorèmes outranciers, la question de savoir s'il faut se prononcer pour l'intervention ou pour l'abstention ; Pierre dit qu'on opère *toujours trop*, alors que Paul trouve qu'on n'opère *jamais assez*. La vérité, c'est que l'appendicite déjoue superbement les prévisions assises sur les bases les plus magistrales. Mais, tout en évitant l'action à l'aveuglette (si le médecin n'est pas forcé de guérir, on pardonne plus difficilement au chirurgien malheureux), nous devons surtout compter sur le tact médical, sur l'impression clinique, qui trompent rarement un véritable praticien en quête de détermination à prendre. Nous sommes bien forcés de nous contenter de l'*état d'âme*, puisque la science, ici, ne vient guère corroborer l'art du diagnostic. Ici, le médecin sera tout de suite un artiste...

J'observe, pour ma part, fréquemment le processus appendicitaire créé par la chronicité de fermentations septiques. A l'interrogatoire des malades, qui n'a relevé des antécédents de constipation, de muco-membranes dans les fèces, de pyrosis, dyspepsie acide et flatulences? Fréquemment, c'est un état *aigu* (par exemple, la grippe à forme abdominale, aussi fréquente que souvent méconnue, depuis une quinzaine d'années), qui fait éclater les accidents, par une restriction soudaine probable des phénomènes de défense : alors, on assiste à des signes d'intoxication prononcés, qui reflètent l'exaltation extrême des virulences bacillaires.

L'hérédité incontestable de l'appendicite s'explique, en partie, par la diathèse arthritique, dont les tendances acidifiantes et lithogènes contribuent, assurément, à la genèse du mal. On conçoit aussi que le jeune âge soit prédisposé aux localisations infectieuses en cet organe malheureux, prédisposé, de par son histologie lymphoïde et quasi glandulaire (n'a-t-on pas comparé le vermium à l'amygdale ?), prédisposé, dis-je, aux inflammations et aux cultures staphylostreptococciques ou coli-bacillaires. La grippe, la typhoïde, les angines (diphtérie), les oreillons, les fièvres éruptives, l'infection biliaire et le rhumatisme aigu appellent aussi l'appendicite. Il suffit que l'intestin soit en état *minoris resistentiæ*, par contusion chronique. La contraction habituelle du psoas (bicyclistes), et les amas fécaux durs et calcaires compromettent, chacun à leur manière, mais toujours *par traumatisme*, la vitalité du vermium, et produisent cette irritation catarrhale ou épithéliale capable de dégénérer en nécrose ou gangrène, à la moindre occasion.

L'appendicite semble souvent subordonnée au surmenage gastro-intestinal, aux régimes défectueux et à l'insuffisance biliaire, c'est-à-dire à l'auto-infection. Sir F. Treves remarque aussi que l'engorgement cæcal habituel aux pays tropicaux, les repas irréguliers, la mastication insuffisante, sont des causes d'obstruction, puis de *torsion* appendiculaire. Quant aux corps étrangers (graines, os, arêtes, poils de brosse à dents ou de moustaches, émail des casseroles, etc.), ils ne paraissent pas avoir grand intérêt étiologique. En tout cas, ils ne comptent guère dans l'intensité de la septicé-

mie, ni dans le développement brutal et décon-
certant de l'infection streptococcique. Il suffit
souvent, au contraire, d'un repas copieux et
mal digéré, pour réveiller l'irritation latente,
sur un appendice un peu taré. De même, la
présence de vers (lombrics ou trichocéphales),
n'est souvent qu'une coïncidence : il est démontré que les Arabes et les Chinois, très vermineux, ne sont qu'exceptionnellement atteints
d''appendicite ; le climat, la sobriété et le végétarisme expliquent, d'ailleurs, cette immunité relative. On a vu, toutefois, des oxyures
oblitérer la cavité appendiculaire, ulcérer la
muqueuse et exalter les virulences du *vase
clos*. Donnons alors le calomel et la santonine,
dès qu'il y a tendances à rendre des vers. La
prédisposition des adénoïdiens (Delacour), et
des syphilitiques (Gaucher), s'explique aussi
par des réactions faciles dans le tissu lymphoïde ; c'est une indication pour dépurer le
terrain et modifier la diathèse.

La parésie intestinale des obèses, gros man-

geurs et sédentaires, prédispose évidemment
à l'état septique du cul-de-sac cæcal encombré : secondairement, l'appendice s'engorge
par un débris d'aliment indigéré ou par concrétion. Je pense aussi, avec Bernard, pour
l'avoir maintes fois observé dans ma pratique,
que la colite membraneuse et la lithiase intestinale jouent le grand rôle pathogénique, avec
l'insuffisance biliaire, invoquée déjà avec raison
par Rivière : la bile n'est-elle pas, par excellence, la sécrétion vivifiante et antiseptique ?
le premier indice de la guérison médicale de
l'appendicite n'est-il pas une selle bilieuse ?

L'appendicite est notoirement plus rare dans
le sexe féminin que dans le nôtre : mais la
menstruation et la puerpéralité favorisent visiblement ses poussées. On voit même souvent,
chez les vierges, l'aura dysménorrhéique revêtir
toutes les apparences de la colique appendiculaire. Dans ces cas, un lavement de bromure,
salipyrine et laudanum, et quelques granules
d'ergotine et d'hyosciamine dissipent les acci-

dents. S'il survient des symptômes appendiculaires au cours de l'état puerpéral, il y a tout
avantage à se borner alors à un traitement médical, sauf nécessité opératoire évidente : souvent, la grossesse, sorte de procès infectieux,
rallume d'anciens foyers intestinaux guéris.
Parfois aussi, on a affaire à des annexites du
côté droit ; dans ce cas, on pratique le toucher
vaginal et le palper bi-manuel pour faire le
diagnostic. On applique alors des cataplasmes
chauds fréquents, arrosés d'huile camphrée ou
gaïacolée ; et l'on ne tarde pas à assister à la
suppression des symptômes alarmants et au
soulagement des douleurs. J'ai vu aussi, dans
le rein mobile droit, une cause d'erreur possible : ici, le diagnostic et le traitement sont
l'affaire d'une bonne ceinture, telle que celle
de Le Dentu, excellente pour toute immobilisation abdominale, d'ailleurs.

Les symptômes de la crise appendiculaire
éclatent souvent après les repas, par une colique
plus ou moins violente. Mais, parfois, son

début est insidieux : il n'y a qu'une sensation de distension pénible à la fosse iliaque droite. Si les vomissements manquent, l'état nauséeux existe ordinairement. Les symptômes remarquables sont surtout objectifs, ce sont : la douleur exquise au point de Mac Burney (milieu d'une ligne allant de l'ombilic à l'épine iliaque supérieure du côté droit), la défense des muscles contracturés, l'hyperesthésie des téguments, le subictère et l'albuminurie. Ce cortège d'ensemble ne saurait tromper, en général.

S'il y a perforation et péritonite, il survient un amendement apparent et momentané dans les symptômes : le malade se sent bien, il a même faim. Mais, tâtez le pouls : il est irrégulier, filant et incomptable; voyez la langue : elle est sèche, et les urines sont rares. Déjà, l'opération elle-même n'offre plus que de faibles ressources de succès : car la péritonite de l'appendicite n'a pas la richesse des symptômes dramatiques tracés dans nos manuels.

Inversement, évitons de nous effrayer d'une *appendicalgie*, sorte de névralgie hystérique, de cause centrale, fréquente surtout depuis quelques années, où l'auto-suggestion de l'appendicite ravage les esprits faibles.

Tout, dans la pratique, donc, nous crie : *beware* ! et la pathologie iliaque droite, protéiforme au plus haut degré, est un véritable caméléon clinique ; l'abdomen, une boîte à surprises, un palais des illusions. Rien n'est plus faux que l'équation fameuse : *appendicite = bistouri*. N'avons-nous pas encore, par surcroît de causes d'erreur, la tuberculose, qui est loin d'être rare dans le vermium ? Celle-là, on ne saurait guère la diagnostiquer, en l'absence d'autres manifestations bacillaires. Il est vrai qu'il y a souvent avantage à la traiter par l'exérèse, si elle est localisée... Toutes ces questions, aussi troubles que troublantes, sont de nature à nous montrer le *judicium difficile* de notre grand ancêtre et le néant du pronostic.

*
* *

Les formes chroniques, frustes ou larvées, de l'appendicite sont aujourd'hui très connues, grâce aux divers cliniciens, qui ont mis en relief les troubles gastro-intestinaux rebelles et capricieux qui leur servent de symptômes. Malheureusement, on ne trouve, dans leur tableau, aucune note dominante pour étayer un diagnostic précis. Flatulences, atonie, anorexie, alternatives de diarrhée et de constipation, douleurs pelvicrurales et même diaphragmatiques, névralgiformes, siégeant aussi bien à gauche qu'à droite, pâleur faciale, tendances syncopales : tout cela se remarque bien, quand on a dans les antécédents de la malade une crise aiguë ou suraiguë, qui nous sert à dépister la cause originelle. Et tout cela s'éternise, sans diagnostic précis, s'il s'agit d'une forme *chronique d'emblée*. La longue durée du mal elle-même ne met pas à l'abri des surprises : une marche forcée, des secousses, de la fatigue gastrique, exaspèrent parfois l'état souffreteux et excitent les vomissements (à cet égard, Siredey conseille, avec raison, de se méfier des enfants qui ont *le vomissement trop facile*).

Les toxines appendiculaires, capables de créer de toutes pièces la néphrite, l'hépatite, la gastrite ulcéreuse (*vomito* de Dieulafoy), minent traîtreusement l'économie et retentissent en infections néfastes. C'est dans ces formes que l'intervention peut se défendre. Mais, lorsque les traits contractés et angoissés, le nervosisme et l'irritabilité générale, les douleurs agaçantes, irradiées de l'ombilic à la fosse iliaque indiquent seuls un catarrhe appendiculaire, il faut souvent attendre, alors, une rechute aiguë, due à la formation de concrétions et à la torsion de l'appendice (qui altère son irrigation sanguine, et le prédispose à la gangrène), pour procéder à l'ablation immédiate de ce petit organe providentiel... pour le chirurgien. Ne nous fions pas aux adhérences protectrices

théoriquement établies par des poussées antérieures ; ne croyons pas, surtout, que le vrai
danger diminue, à mesure que croît le nombre
des crises. Si la mortalité semble plus forte à
la première atteinte, c'est que la colique
appendiculaire est d'une diagnose difficile et
souvent méconnue : de plus, en marge des
symptômes cliniques les plus bénins, l'anatomie
nous découvre souvent les lésions les plus profondes.

Autant nous croyons rationnelle l'opération
à chaud, autant l'opération *à froid* nous semble
inutile et illusoire. Elle revient souvent à l'ablation d'un appendice sain chez un sujet bien
portant : telle est l'opinion actuelle de nombreux chirurgiens, et non des moindres. Telle
est aussi la nôtre.

Le traitement classique de la crise aiguë
par la glace et par l'opium est très mauvais. Il
augmente l'infection et nécessite l'intervention
armée : Bourget, Rivière, l'ont dit avant moi,
et tous les bons cliniciens commencent à le

reconnaître. Excellent pour combattre la douleur et le spasme, l'opium a le grave défaut d'enfermer le loup dans la bergerie et d'empêcher le débarras péristaltique. Panas nous a appris, du reste, que l'intestin laisse transsuder, par osmose, les toxines, dès qu'il y a entrave au cours des fèces : si ces matières circulent librement, les toxines ne traversent pas. On ne constipe pas les typhoïsants ; pourquoi constiper les malades atteints d'infection appendiculaire ? A l'opium et à la morphine, substituons donc la belladone et l'atropine, qui calment sans constiper et sont si faciles à administrer sans danger, avec prudence. Au lieu de glace, employons la chaleur, à moins qu'elle n'accroisse les douleurs, ce qui est signe d'abcès en voie de formation. Chez les enfants, les sangsues donnent également de merveilleux résultats, que l'on ne constate guère après vingt-cinq ans : pourquoi ?

Considérons, enfin, l'appendicite comme la manifestation locale d'un état général. Ainsi, nous n'attendrons pas, pour opérer, les signes de la péritonite confirmée. Nous songerons aux « accalmies traîtresses » de Dieulafoy, à ces apparentes améliorations, dans lesquelles un état septicémique général masque tous les symptômes aigus. Vous constatez peu de vomissements, peu de fièvre, peu de météorisme et parfois même, la constipation classique se trouve remplacée par de la diarrhée. C'est alors que la temporisation et la théorie trop séduisante du *refroidissement* jouent des tours pendables au praticien, et surtout au client, qui se trouve souvent *refroidi* lui-même, avant son appendicite !

En résumé, l'opération *à chaud* s'impose, dès que l'infection semble manifeste et la toxémie menaçante ; elle est nécessaire, si l'on soupçonne la suppuration. L'opération *à froid* comporte moins de risques ; mais elle est presque toujours illusoire, l'appendicite étant alors guérie médicalement.

Il existe des appendicites *fantômes*, par contraction musculaire ; à l'opération, on ne retrouve plus rien du corps allongé suspect, rencontré par le palper. Cette erreur est peu excusable ; car, on n'opère pas sans de plus graves raisons. On confond aussi, parfois, la salpingite avec l'appendicite. Ici, le *facies* (le facies, tant dédaigné de nos modernes pontifes) joue le rôle du meilleur élément diagnostique : la salpingite, mal local sans réaction, laisse au visage son intégrité, tandis qu'il est franchement *péritonéal* dans l'appendicite (Legueu).

Comment donc traiter médicalement une crise aiguë ? On tient le malade au lit, immobilisé sur le dos et bien couvert. On lui administre 0,40 centigrammes de calomel à la vapeur (c'est le meilleur purgatif, a dit justement Rivière, dès qu'il existe de la réaction fébrile). On le maintient pendant plusieurs jours à la diète hydrique (lait tiède coupé de Célestins, bouillon et thé légers et chauds, décoctés de riz et d'orge) jusqu'à la chute

complète de la température : à ce moment, on
donne le potage au lait, les bouillies, purées,
crèmes, panades légères et œufs mollets. Tant
qu'il y a de la douleur, on applique sur le
ventre le cataplasme chaud laudanisé ; s'il y a
engorgement marqué, le cataplasme est précédé d'onctions douces à la lanoline mercurielle belladonée. Le repos complet est,
d'ailleurs, de rigueur, tant que le point de
Mac Burney reste sensible. A partir de ce moment d'accalmie vraie, on n'a plus à craindre
les contractions intestinales : pendant quelques jours, on donne des lavements d'huile
d'olive tiède mentholée, précédés de clystères
avec l'infusion chaude de sauge. Il faut éviter,
comme purgations, les drastiques et l'huile de
ricin (qui n'est qu'un drastique dilué) ; on
aura recours à l'eau d'Hunyadi-Janos, pour
exciter les fibres lisses, sans contractions exa-
gérées, et pour favoriser la chasse biliaire qui
entraîne les toxines et fait taire les fermentations. Vals-Précieuse dépure aussi le sang,

par l'émonctoire rénal, souvent insuffisant et vivifie ainsi la phagocytose. Rien n'empêche, d'ailleurs, de continuer en même temps le calomel, à la faible dose de 5 centigrammes *pro die*, comme antiseptique et vermifuge.

Contre l'hyperthermie, on n'oubliera point les défervescents. Mais la fièvre est généralement modérée et dépasse peu 39°. Une élévation persistante nous indique souvent la nécessité d'opérer. La discordance du pouls et de la température (pouls fréquent et température basse) annonce, selon Jalaguier, la formation d'un abcès : alors, le salicylate de quinine, à la dose de 20 centigrammes toutes les heures, nous rendra les meilleurs services, même en cas d'opération. En résumé, lorsque trois jours se passent sans détente, le chirurgien peut entrer : une douleur à caractères aigus, longue et diffuse, des vomissements verts ou sanglants, les frissons, l'altération des traits, l'ictère, l'haleine fétide, l'anurie, l'hématurie, l'albuminurie, la leucémie, surtout sans tumeur iliaque, impliquent l'opération, mais non toujours, hélas! le succès final.

Le sujet échappé, même chirurgicalement (à plus forte raison *médicalement*) à l'appendicite, doit suivre, pendant longtemps, un régime spécial, surtout végétarien, avec les aliments en purée et en bouillies; éviter les boissons glacées (tisane d'orge chaude en mangeant), les efforts et le refroidissement après le repas, la marche rapide, les trépidations des voitures et des motocycles, contre lesquelles il peut, d'ailleurs, s'assurer par le port d'une bonne ceinture. Matin et soir, il fera des onctions sur le ventre, avec parties égales de lanoline, salicylate de méthyle et terpinol. S'il possède son appendice et si ce *lethalis arundo* l'expose à être, un jour ou l'autre, opéré, que ce soit, du moins, dans les meilleures conditions de succès. Or, les autopsies nous démontrent, que la mortalité opératoire est souvent due à un mauvais état général, à l'envahissement septique du foie et

des reins. Le régime et le traitement précédents diminuent la virulence des bactéries et
empêchent la constitution du vase clos et de
la nécrose. Que les malades apprennent, surtout, à se méfier des dîners en ville (ces fes-
tins de Locuste) et même de l'usage habituel
des viandes saignantes, qui explique en grande
partie l'extrême fréquence de l'appendicite
(peste moderne des nations et des individus carnivores), en Angleterre et aux États-
Unis.

Quelques mots, pour finir, sur l'*occlusion
intestinale*.

C'est à tort que la thérapeutique de l'occlusion intestinale se trouve, actuellement, mono-
polisée par le chirurgien. Bien qu'il soit évi-
dent que l'intervention opératoire est infiniment
moins grave aujourd'hui que naguère, ce n'est
pas une raison pour l'invoquer d'emblée, sans
avoir épuisé, préalablement, les moyens médi-
caux. Pourvu que nous sachions éviter les
dangers des lavements forcés, trop abondants

ou à trop haute pression et nous garer des drastiques trop énergiques, nous rendrons toujours d'excellents services à nos clients par la conduite que je vais vous tracer ici brièvement.

La diète absolue, le repos au lit, les applications froides (cataplasmes à la glace) ou, parfois, le sac d'eau très chaude et les bains tièdes prolongés, ont une action utile contre les contractures péristaltiques. Lorsque l'occlusion n'est, en réalité, qu'une *obstruction* intestinale par des amas stercoraux durcis et formant bouchon, chez des sujets habituellement voués à la constipation opiniâtre, on observe toujours des coliques spasmodiques, plus ou moins violentes : les doigts explorateurs *entrent*, pour ainsi dire, dans des tumeurs pâteuses et affectent volontiers la forme du boudin intestinal. Avant la fermeture défitinive de la lumière de l'organe, on a constaté quelques selles ovillées, rubanées ou en copeaux et même des scybales en noix ou en noisettes :

dans ce dernier cas, il n'est pas rare de voir survivre une légère diarrhée, par hypersécrétion irritative produite entre le bol fécal et la paroi de l'intestin. C'est même là une cause possible (et assez fréquente), d'erreur de diagnostic pour les cliniciens à observation superficielle.

Le *volvulus*, qui est la torsion d'une anse intestinale, s'observe surtout chez les femmes ayant eu de nombreux enfants ; il faut, le plus souvent aussi, qu'un amaigrissement brusque coïncide avec l'atonie habituelle de la fonction intestinale, pour donner naissance au volvulus (lequel se produit difficilement si l'intestin normal est maintenu par un épiploon dûment matelassé de graisse). Autrement dit, je ne conçois guère de volvulus sans ptose préalable.

Naguère, cet accident conduisait à une mort fatale : de nos jours, grâce à la laparotomie, les guérisons sont fréquentes. Il en est de même pour l'invagination intestinale, l'étranglement interne par pincement, etc.

Dans l'invagination intestinale, une occlusion complète est, d'ailleurs, assez rare. D'ordinaire, c'est la diarrhée avec coliques qui règne et domine, jusqu'à l'apparition des tristes symptômes de l'auto-intoxication grave ou de la péritonite par perforation. Bien que, dans ces cas, nous devions surtout compter sur les secours, précis et prompts, de la chirurgie, il est de notre devoir, tout de même, de tenter un traitement médical, principalement la déglutition d'une cuillerée à soupe de mercure métallique, qui a guéri déjà bien des cas d'iléus confirmé! Je préconise aussi les inhalations de chloroforme : j'ai vu même un cas où tout était préparé pour l'opération et où il suffit de l'anesthésie pour dénouer, immédiatement, les phénomènes les plus graves, dont nous ne pensions bien n'avoir raison que par la chirurgie. Surprises de la pratique...

S'il existe un rétrécissement intestinal, il est inflammatoire, tuberculeux ou syphilitique (ce dernier siégeant plus volontiers dans la première portion du rectum). Parfois aussi, il dépend d'une tumeur qui, par compression, vient couper court à la circulation des matières. On observe souvent alors les symptômes de la sigmoïdite ou de la dyspepsie appendiculaire, suivant que la coarctation siège à gauche ou à droite : on voit la constipation et le météorisme s'accuser de plus en plus et la défécation (en dépit des moyens les plus variés et les plus énergiques pour la solliciter) devenir de plus en plus pénible et rare.

C'est cette situation qui donne le plus souvent, la parole au chirurgien. De même, s'il s'agit de corps étrangers volumineux (gros calculs, os, râteliers, égagropiles, entérolithes). Car la « cure de panade ou de pomme de terre » ne saurait s'appliquer, avec quelque succès, qu'aux corps étrangers de petit ou de moyen volumes. A propos des entérolithes, j'ai appris à me méfier de ces calculs intestinaux créés de toutes pièces par des cachets de poudres solubles (magnésie, craie préparée, etc.), qui s'aggglomèrent et *se feutrent*, en quelque sorte, de mucus, au point de devenir durs comme marbre. J'ai, récemment, observé un cas de ce genre, chez un vieux dilaté qui abusait du phosphate tribasique de chaux et du salol, afin de calmer des fermentations acides secondaires du tube digestif.

Lorsqu'on a affaire à une obstruction ou à une occlusion par coprostase, le traitement rationnel doit commencer par de grands lavements chauds, largement additionnés de glycérine. Par la bouche, on devra donner une cuillerée à soupe, toutes les heures, jusqu'à effet, du mélange suivant :

> Huile de ricin. . . . . 60 grammes.
> Huile de croton. . . . . . . une goutte.
> Essence d'anis . . . . quinze gouttes.
> Jaune d'œuf et sucre . . . . q. s.

F. s. a. une émulsion de 120 grammes environ.

S'il y a des vomissements, on se trouvera bien de donner à boire de l'eau de Saint-Gal-

mier-Badoit glacée et de pratiquer, sur l'épigastre, des pulvérisations d'éther (mieux
encore, le stypage au chlorure de méthyle).
Le lavage d'estomac, les inhalations d'oxygène,
les entéroclyses à faible pression nous permettent aussi de lutter avec succès contre l'auto-
intoxication, de diminuer la pneumatose, de
prévenir l'inflammation péritonéale et souvent
de hâter une détente des plus utiles au malade.

Lorsqu'il existe de l'obstruction rectale, la
curette, alors, est toute indiquée. Si l'on soupçonne un peloton vermineux obstructeur (principalement chez les enfants) on administrera
le *calomel* et la *santonine*, dont l'union est
sans pareille contre l'ascaride lombricoïde,
(presque toujours l'helminthe en cause). Lorsqu'enfin le malade accuse des tranchées douloureuses, on calmera fort bien les crises en
administrant, tous les quarts d'heure, jusqu'à
effet, une potion contre les spasmes contenant
par cuillerée à soupe : *chlorhydrate de morphine,*
1 milligramme; *arséniate de strychnine,* demi-

milligramme : *hyosciamine*, un quart de milligramme avec l'eau chloroformée et le sirop
d'anis comme excipients. Cette association
de sédatifs et de stimulants spécifiques réta-
blira l'équilibre physiologique des viscères en
facilitant le relâchement des contractures et
tout en prévenant l'atonie.

Dans les iléus de cause nerveuse, rien ne
vaut l'*atropine* à dose faible et répétée : un
quart de milligramme toutes les heures en
général. La belladone est connue pour exer-
cer une action élective sur les fibres lisses de
l'intestin ; elle dissipe les contractures spasmodiques et cause un apaisement qui diminue
parfois les plus vives souffrances (coliques de
miserere des vieux auteurs), retarde les accidents
gangréneux et diminue, du même coup, les
risques opératoires. Il y a plus de cinquante
ans, déjà, que notre Trousseau préconisait
hautement cette médication, qui serait, en
vérité admirable, s'il n'y avait pas (comme
revers à la médaille) l'influence inhibitrice sur

les sécrétions et les dangers de toxicité, surtout. A cet égard, on devra avoir soin de surveiller toujours l'état de la pupille, afin d'arrêter la médication si sa dilatation venait à
annoncer un commencement d'intoxication.
J'ai vu parfois l'adjonction de spartéine ou de
strophantine favoriser la tolérance de l'atropine grâce à la tonicité imprimée au cœur et
au rétablissement des sécrétions.

Je viens précisément de lire deux observations de guérisons d'iléus, publiées par un
confrère russe, Delektorski : dans le premier
cas, il s'agissait d'une occlusion totale, chez
une fillette de cinq ans qui avait mangé une
grande quantité de mûres; dans le second
cas, d'une fille de douze ans, dont l'intestin,
complètement obstrué par un ascaride mort,
ne fonctionnait plus depuis plusieurs jours
La belladone ayant produit ses bons effets, on
continue le traitement en donnant les lavements d'huile d'olive chaude (2 à 500
grammes), et la teinture d'hydrastis. Un peu

d'eau purgative tous les deux ou trois jours, restaurera finalement les fonctions complètes de l'intestin, et servira de pansement dialytique à sa muqueuse.

Certains auteurs conseillent aussi, dans les cas rebelles, le lavement électrique : j'ai obtenu de meilleurs effets du simple lavement d'eau de seltz. Ces deux pratiques sont, d'ailleurs, formellement contre-indiquées, lorsque le cœur est faible. Le massage de l'intestin, pratiqué doucement (effleurage ou claques légères sur l'abdomen, dans la direction du cæcum au côlon) aidera souvent aussi à restaurer le péristaltisme. Ce n'est qu'après échec de tous ces moyens, que l'on sera autorisé à opérer au-dessus du point obstrué, si le pouls petit et fréquent, la forte fièvre, l'angoisse, la dépression, la tension douloureuse des parois abdominales avec météorisme progressif, etc., viennent dénoter un état d'aggravation inquiétante, menaçant pour la vie.

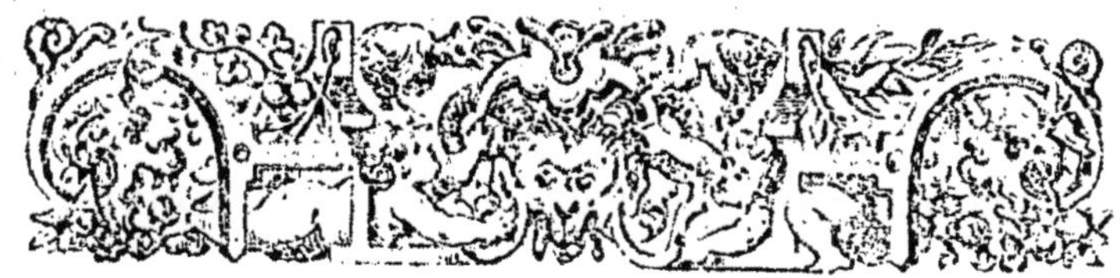

CHAPITRE XV

LES COLIQUES HÉPATIQUES

OUTES les conditions capables de troubler ou de retarder l'écoulement régulier de la bile dans l'intestin sont des causes de calculs biliaires et de coliques hépatiques. Aussi, ces dernières se relient-elles nettement à la goutte et au rhumatisme, maladies *retardantes* par excellence : on les voit souvent alterner avec les multiples manifestations de la diathèse acide, à partir de quarante ans. La sédentarité, qui diminue les oxydations nutritives, nous explique la fréquence des coliques hépatiques chez les ecclésiastiques, les vieillards, et dans le sexe féminin. Toutefois, les calculs biliaires dépendent souvent, chez la femme, de la vie génitale (grossesses répétées); ils sont favorisés par la constipation habituelle et peut-être aussi par la constriction du corset, qui, assurément, contribue à faire stagner la bile dans le foie. Mais, je le répète, il faut une prédisposition diathésique : l'acidisme, qui crée, chez les arthritiques, la vulnérabilité extrême de la glande.

Chez l'homme, les excès de table, l'habitude des vins corsés, du champagne, de là bière forte et des liqueurs, provoquent fréquemment les crises du foie. Mais il faut surtout incriminer l'abus de certains aliments gras, riches en phosphore et en toxines, tels que le gibier, les viandes noires et peu cuites, le boudin, les cervelles, les sauces savantes, les jaunes d'œufs d'une fraîcheur douteuse, le foie gras et autres aliments oléo-phosphorés ; les salaisons et charcuterie, conserves et pâtés, crustacés et coquillages (surtout le homard, les crevettes, les moules, les huîtres grasses et l'escargot); la laitance, la poutargue, le caviar et les œufs de poisson en général. On doit encore accuser : tous les poissons graisseux et compacts (anguille, saumon), la moelle de bœuf, les fruits huileux et secs, le bouillon et les extraits de viandes, les sucreries (bonbons et confitures), les crucifères (choux, etc.), les truffes et champignons, l'oseille et la tomate, les petits pois, les fromages fermentés, etc., etc.

Avant l'apparition des crises, (qui semblent a-t-on dit, affectionner surtout le vent d'est), le sujet est las et triste; il se plaint d'insomnie, de vertiges, de prurit, de troubles visuels et de battements dans les artères. Souvent, il présente de l'hypocondrie et du *tædium vitæ*, des flatulences, fausses faims, etc. Toujours, les malades les meilleurs sont irritables, agacés, exigeants, obsédés, méfiants envers les médecins et envers leur entourage. Après les crises (*passato il pericolo*), la bonne humeur et la gaîté reparaissent, avec la santé et le sommeil.

La douleur de la colique hépatique varie du tout au tout, depuis la simple crampe d'estomac, jusqu'à des crises que la femme ne craint pas de comparer à l'accouchement le plus difficile. Que de coliques hépatiques frustes, cependant! Combien sont, tous les jours, prises pour de la gastralgie ou de la névralgie intercostale et soignées comme telles!

Dans la colique type, la douleur est paroxystique. Elle éclate soudainement, sous forme de crise aiguë. C'est une souffrance atroce et déchirante, qui, de la région de l'épigastre ou des fausses côtes à droite, s'irradie et se propage dans l'épaule du même côté, le dos et même les reins. Son intensité semble plutôt proportionnelle à l'âpreté anguleuse qu'à la grosseur seule du calcul à expulser. Cependant, le malade accuse une véritable angoisse, des sueurs visqueuses, un pouls faible (sans jamais de fièvre), des nausées, parfois des vomissements muqueux; sa loquacité crée toujours un grand luxe d'expressions pour traduire les tortures éprouvées.

Puis, après une ou deux heures en moyenne, la crise cesse soudain, comme par enchantement. Le malade éprouve un bien-être inexprimable. Il a la bouche amère et le teint jaune, il rend des urines acajou et des selles décolorées (où se peut retrouver le corps du délit) ; il éprouve parfois un peu d'oppression et de toux sèche, quelques irrégularités du cœur. Et tout rendre dans l'ordre... Le mal vient au galop et s'en retourne au pas...

Voici mon habituel traitement de la crise hépatique : le malade est mis, pendant une heure au moins, dans un grand bain chaud. Alternativement, toutes les dix minutes, je lui fais prendre, jusqu'à sédation, une capsule d'éther amylvalériaque ; comme boisson, à volonté, de l'eau de Saint-Galmier Badoit. Au sortir du bain, je conseille un grand lavement avec une infusion tiède de boldo (20 grammes) et de séné (4 grammes), additionnée de sulfate de soude (10 grammes), à garder autant que possible. En cas de crises répétées ou successives (*imbriquées*, comme l'on dit), je fais prendre, chaque matin, un verre à bordeaux d'huile d'olive vierge, additionnées de X gouttes de wintergreen; deux fois dans les vingt-quatre heures, un cachet de salicylate de soude à 40 centigrammes; tous les jours, un lavement froid d'eau de seltz, additionnée de 2 grammes de benzoate de lithine. En cas de douleur persistante dans la région du foie, je conseille l'application d'un sac de caoutchouc rempli d'eau *très chaude.*

Que faire, maintenant, pour éviter le retour des crises? Il faut, par un régime suivi, améliorer les fonctions biliaires et prévenir la congestion du foie. Quatre repas d'égale importance et méthodiquement espacés, habitueront la vésicule biliaire à se vider régulièrement tous les jours. On recommandera les viandes blanches bien cuites et gélatineuses, les bouillies de céréales, les pâtes alimentaires, les purées de féculents et surtout les légumes verts, producteurs d'une bile abondante et fluide, d'une éjaculation facile. Les fromages frais et les fruits bien mûrs, le café léger et surtout le *maté*; le vin blanc, largement coupé d'eau, le pain rôti et les pommes à l'anglaise compléteront le menu de l'hépatique. Il évitera le vin pur, la bière, le thé et les boissons distillées; les graisses, les conserves, les mollusques, le sucre, le chocolat, l'abus des œufs (des *jaunes* du moins). Parmi les corps gras, le beurre frais et l'huile d'olive sont seuls tolérés par le foie malade.

On évitera l'inaction corporelle : les calculs biliaires sont la maladie des couvents, des prisons, des pensionnats. Ils menacent les bestiaux stabulés et épargnent les bovidés libres. L'exercice au grand air est l'héroïque remède des foies torpides. Les frictions et les massages, les bains et les douches tièdes, les lavements et les laxatifs empêcheront la stase biliaire et les calculs qui en dérivent. Moralement, l'existence doit rester très tranquille;

les émotions et les tracas, en produisant (par désassimilation du tissu nerveux) un excès de cholestérine dans le milieu circulatoire, représentent, pour moi, des causes directes et communes de la colique hépatique. Au contraire, la tranquillité mentale (non sans douces distractions, bien entendu) favorise le cours de la bile et maintient sa fluidité bienfaisante. La cure de Vichy-État, celles de raisin, de petit-lait, sont très utiles aux personnes touchées par la lithiase biliaire. Je leur recommande aussi, surtout en hiver (saison de prédilection pour la colique hépatique), les lavements froids habituels (infusions de saponaire ou de barbe de maïs) et la révulsion légère, dans la région du foie, avec la teinture éthérée de capsicum en badigeonnages, une ou deux fois par semaine.

Enfin, dans les rares cas de lithiase réfractaires à la médecine bien dirigée, il faut appeler sa sœur, la chirurgie. L'homme de l'art ponctionne d'abord la vésicule biliaire, pour

en évacuer le contenu liquide; puis il l'incise
pour en extraire les calculs. Ensuite, selon que
les voies biliaires sont ou non perméables, il
pratique l'une des opérations élégamment dé-
nommées, cholécystotomie, cholécystecto-
mie : cholécystentérostomie... (Je vous fais
grâce des autres mots : Dieu vous préserve de
la chose!)

CHAPITRE XVI

LES DILATATIONS VEINEUSES
VARICES, HÉMORROÏDES

Deux conditions prédisposent aux dilatations veineuses : la faiblesse de la tunique élastique des veines souvent infiltrée de graisse, et la stase du sang dans le système veineux, ou congestion passive. Ces deux conditions se trouvent fréquemment réalisées dans l'arthritisme : aussi la *diathèse variqueuse*, admise par quelques médecins, est ordinairement une simple modalité de l'arthritis. Toutefois, j'ai remarqué la coïncidence fréquente de la dilatation d'estomac et des nodosités articulaires avec les dilatations.

veineuses. Les varices proprement dites, celles des jambes sont plus communes chez les rhumatisants chroniques que chez les goutteux.

On nomme *varices* ces arborisations violacées qui, à un degré plus avancé, dégénèrent en flexuosités serpentines et ampullaires des veines. Leurs tendances sont nulles, en effet, du côté de la guérison spontanée; très marquées, au contraire, du côté de l'aggravation. Plus gênantes, d'ailleurs, que vraiment douloureuses, les varices déterminent toujours, dans le territoire qu'elles occupent, des troubles désagréables de la nutrition et de la sensibilité. De même que les hémorroïdes et le varicocèle, les varices des jambes sont souvent un apanage héréditaire et ethnique. On les envisage aussi, à bon droit, comme une soupape de sûreté, dérivative de congestions viscérales. Ce qui est certain, c'est que la vocation variqueuse éclate surtout chez les arthritiques congestifs. C'est pourquoi il faut conseiller à ces derniers le port habituel de vêtements chauds et amples, n'exerçant en aucun point de constriction; leur enjoindre de recourir fréquemment aux frictions et aux lotions générales et d'éviter le travail prolongé dans une position compressive du ventre. Ils éluderont ainsi les conséquences graves de la dilatation veineuse.

Que faire, lorsque celle-ci est très prononcée?

On peut parfois conseiller la résection de la principale branche veineuse des jambes, la saphène interne. Mais, le plus souvent, on se contentera de prescrire le traitement palliatif, sous les espèces du *bas élastique*. Fait sur mesure, il s'adapte exactement au membre variqueux et son tissu est à la fois ferme, souple et perméable à la sueur. Dans ces conditions, il est capable d'empêcher les gonflements veineux, les crampes musculaires, douleurs gravatives et pesanteurs névralgiques, qui leur font cortège. Le bas ne doit pas être porté la nuit :

en le retirant chaque soir, on lotionnera
les jambes avec l'alcool camphré, ou mieux
avec une solution de chlorure de baryum. Le
variqueux doit aussi prendre, chaque semaine,
un bain de barèges tiède de quarante minutes.
C'est ainsi qu'il pourra éluder les complications qui le guettent, la phlébite et les ulcères,
notamment. Dans les varices énormes, la peau,
très sensible, n'admet plus guère que la présence du bas *lacé* élastique.

La phlébite variqueuse se manifeste par
l'induration des cordons veineux en paquets
noueux, enflammés et tuméfiés, oblitérés
intérieurement par des caillots et souvent adhé-
rents aussi, extérieurement, aux téguments.
La phlébite rend la station et la marche douloureuses, parfois impossible. Elle exige le
repos complet prolongé du membre, dans
une gouttière ouatée. Toutes les deux heures,
je conseille l'application de compresses réso-
lutives : eau végéto-minérale, 1 litre; salicylate de soude, 50 grammes, et laudanum,

30 grammes. Lorsque ces compresses n'ont pas atteint leur but en trois ou quatre jours, je les remplace par des onctions, *très douces*, avec la lanoline mercurielle belladonée. Et surtout, point de massage! Le massage a causé maintes catastrophes. Le grand danger de la phlébite variqueuse réside, en effet, dans l'embolie veineuse du cœur ou des poumons, un caillot pouvant toujours se détacher et devenir libre lancé dans le torrent circulatoire!

Qui dit phlébite, dit toujours *infection*, à un certain degré. Aussi ne doit-on pas négliger le traitement général. Trois fois par jour, je prescris un cachet avec 20 centigrammes de salol et de benzo-naphtol et 10 de chlorhydrate de quinine. Chez les goutteux, la phlébite tend aux poussées successives ; elle passe d'une jambe à l'autre, enflamme successivement les parois de plusieurs veines. Le membre entier devient gros, lourd, informe, œdématié : un jour, il semble guéri et le mal récidive, sous l'action d'un simple coup de froid ou d'une fatigue. J'observe souvent aussi cette forme de phlébite *diffuse* chez les diabétiques. Les frictions douces avec les teintures de colchique et de digitale, mais surtout le régime et le traitement de l'uricémie, triomphent de la phlébite goutteuse.

Les varices, en atteignant profondément la vitalité des téguments, sont volontiers l'origine d'ulcères envahisseurs et atoniques, qui apparaissent tantôt à la suite d'une contusion, tantôt après un eczéma excorié par grattage; parfois aussi, à la suite d'une hémorragie veineuse, plus ou moins abondante. L'ulcère variqueux est une plaie sanieuse et déchiquetée, qui se creuse en cratère et s'accroît en surface. On ne saurait le guérir que par le décubitus prolongé et les pansements imbriqués au sparadrap iodoformé. Parfois, on peut employer avec fruit la méthode des greffes, qui donne des cicatrices plus rapides et plus solides, surtout lorsqu'on a soin de lier préalablement la veine principale du membre.

C'est surtout en été que les varices sont douloureuses à supporter et que leurs tissus sont fragiles et vulnérables : aussi, le *coup de fouet* (rupture variqueuse) est-il fréquent en cette saison. Souvent, cet accident survient sur des membres ne présentant aucune apparence de sinuosités superficielles. Les varices sont, alors, profondes : on les reconnaît à l'empâtement du membre et aux piquetés jaunâtres, caractéristiques, qui marbrent la peau. Les pommades salicylées et de petites doses d'iodure de strontium accélèrent la guérison des varices profondes (fréquents résultats, chez les arthritiques, du *rhumatisme veineux*).

Un mot sur le *varicocèle*, varices des veines spermatiques. Souvent douloureux et toujours déformant, il donne, au toucher les sensations classiques du paquet de ficelles ou de l'intestin de poulet. Il siège le plus souvent à gauche. On le pallie par le port d'un bon suspensoir, les compresses avec une solution de sel ammoniac, etc. Dans les cas graves et douloureux, la chirurgie peut intervenir efficacement.

Les *hémorroïdes* sont les dilatations veineuses les plus communes chez les arthritiques. Entretenues et aggravées par la constipation et surtout par l'abus des purgatifs, les excès de table, la position assise et sédentaire, les hémorroïdes se traitent par les lotions et lavements d'eau chaude boriquée, les onctions avec une pommade à la résorcine et au précipité blanc, les cachets de soufre et de capsicum, les préparations d'hamamelis, l'élixir de Virginie Nyrdahl. Les hémorroïdes qui coulent périodiquement veulent être respectées, comme un dérivatif qui dégorge le foie et préserve des congestions arthritiques. Hippocrate reconnaissait déjà ces vertus salutaires, lorsqu'il affirmait, dans ses *Aphorismes* immortels, que, « si les hémorroïdes s'ouvrent aux fous, ils guérissent de leur folie ».

L'hémorroïdaire doit suivre un régime doux et laxatif : boissons aqueuses abondantes, cidre et bière légère, petit-lait, pain de son et de seigle, pain d'épices, viandes et poissons gras, purées de légumes, pommes de terre, navets, carottes, asperges, haricots verts, pois, lentilles, choucroute, macaroni, lazagnes; beurre, crème et huile d'olive en abondance; tous les fruits laxatifs, les prunes et figues fraîches principalement. Il s'abstiendra sévèrement des vins purs et des liqueurs, du café fort, des mollusques, crustacés, gibier, salaisons, truffes, champignons et fromages odorants. C'est, en somme, le régime du goutteux et du constipé, qu'il doit s'efforcer de suivre en toute occasion.

Sobriété, activité, régularité, s'imposent à l'hémorroïdaire. Il évitera les abus de la table et les excès vénériens, la station assise prolongée; il pratiquera le massage et les frictions abdominales et se lavera fréquemment l'anus avec de l'eau phéniquée au centième.

Aux Etats-Unis, il existe une pratique empirique contre les hémorroïdes : trois fois par jour pendant cinq minutes, debout, l'hémorroïdaire s'efforce de toucher plusieurs fois ses orteils, du bout des doigts, sans plier les genoux. Il s'agit simplement d'une gymnastique spéciale contre la constipation et l'engorgement veineux du ventre : en effet, ce genre d'exercice réveille la contraction des muscles qui sanglent les parois abdominales et impriment à la masse de l'intestin des mouvements forcés qui contribuent efficacement à la désobstruction de cet organe.

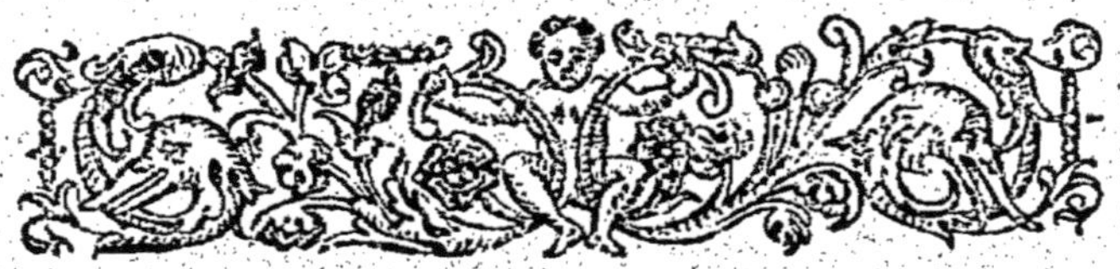

CHAPITRE XVII

LES ÉRUPTIONS CUTANÉES
CHEZ LES ARTHRITIQUES

ELLES sont surtout fréquentes au printemps et s'attaquent volontiers aux femmes, aux jeunes gens, aux personnes prédisposées par leur peau fine et délicate. On dirait que, chez certains rhumatisants, les nerfs vaso-moteurs, parésiés et comme neurasthéniques, rendent les tissus cutanés débiles et la nutrition des diverses couches de la peau imparfaite et défectueuse. Souvent héréditaires, les éruptions indiquent toujours une vitalité affaiblie et la nécessité de remédier à cet affaiblissement par un traitement *général* bien compris.

Les émotions morales et surtout la frayeur; les brusques ascensions du thermomètre, parfois aussi le séjour au bord de la mer, sont coutumiers de fluxionner l'activité fonctionnelle de la peau et de provoquer des eczémas tenaces, étendus en profondeur comme en surface. Mais, en cherchant bien, c'est presque toujours le régime alimentaire qu'il faut incriminer : c'est lui qui, le plus visiblement, agit sur la fragilité, l'irritabilité, la vulnérabilité du revêtement épidermique. Que d'excitations réflexes, à allures inconnues ou mystérieuses, partent, sournoisement, de l'appareil gastro-intestinal, boîte de Pandore, cheval de Troie où s'embusquent nos morbides ennemis !

On ne connaît pas, évidemment, la filière physiologique par laquelle les mets indigérés sollicitent des troubles vaso-moteurs. On sait seulement que, chez les arthritiques, la production anormale des acides organiques et gras (acétique, butyrique, lactique, etc...) influence formellement en mal la nutrition de la peau, Gigot-Suard a pu déterminer des éruptions herpétiques chez des chiens par l'administration de faibles quantités d'acide urique dans leurs aliments. D'un autre côté, Vogel affirme que, lorsqu'il y a excès d'albumine dans le sang, cette substance tend à se séparer soit par l'albuminurie, soit par des éruptions cutanées riches en albumine, telles que l'eczéma, l'impétigo. Toutes ces observations nous expliquent les heureux résultats curatifs amenés par la seule réforme d'un régime irritant et défectueux et par la restriction de l'albuminisme.

Il faut donc éviter les aliments qui poussent ordinairement à la peau et qui, d'ailleurs, sont, pour la plupart, néfastes aux arthritiques. Je citerai pour mémoire les sardines, le hareng, le maquereau, la raie, l'anguille, les œufs de poisson, les moules, crevettes, crabes, les viandes fumées et fermentées; le porc, les saucisses, les andouilles, les fromages forts, les oranges, les fraises, les framboises, les noix,

les concombres, l'oseille, les choux, les asperges, le miel, le thé, le café fort. Les œufs et le
beurre qui ne sont pas très frais, le bouillon
de bœuf, les farines de maïs et d'avoine, la
glace, certaines eaux minérales et certains vins
cuits sont aussi suspects de provoquer des
éruptions herpétiques. La privation des végétaux frais, une nourriture trop animalisée et
trop excitante, l'usage abusif des conserves et
des sauces substantielles, le simple excès,
même, de sucre et de sel, sont, parfois, à
incriminer. Du reste, les erreurs de régime
sont toujours reconnues par les malades qui
s'observent; et j'ai déjà vu, pour ma part,
nombre d'eczémateux qui triomphèrent de
leurs dermatoses en se mettant d'eux-mêmes
au régime des légumes verts et des viandes
blanches, du pain grillé et de l'eau claire :
ils avaient consulté, sans s'en douter, la
grande doctoresse des maladies de la peau :
la sobriété !

D'autre part, en soignant la dyspepsie acide

et la dilatation d'estomac, le praticien avisé ferme les deux grandes portes qui laissent passage à l'eczéma, chez les goutteux et les rhumatisants. C'est là une de ces vérités que je crois bon de redire une fois de plus : elle est souvent méconnue.

Parmi les médicaments dont les effets irritatifs se reflètent sur la peau, signalons : les balsamiques, les bromures, l'antipyrine, le chloral, le cubèbe, parfois aussi le fer et l'arsenic. Dans le traitement des eczémas arthritiques, j'introduis toujours quelques tisanes délayantes, qui agissent en stimulant la sueur et les urines et en apaisant le tube digestif : la pensée sauvage, la bardane, la saponaire, le genêt, la douce-amère, la gentiane, le gaïac, la salsepareille, l'écorce d'orme pyramidal, etc., réussissent souvent dans ce sens *dépuratif*. Certaines éruptions goutteuses représentent, a dit Trousseau, une véritable *gravelle de la peau*. Pour lutter, autant que possible, contre l'acidité organique, je donne, tous les matins, une cuiller à café du mélange suivant :

Bicarbonate sodique . . . . 100 grammes.
Phosphate sodique (neutre). . . 50 —
Benzoate sodique (du benjoin). . 25 —
Salicylate sodique . . . . 10 —
(En poudre fine bien mélangée.)

Un litre ou un litre et demi de lait, pris en potages, dans les vingt-quatre heures, ajoute encore à l'action diurétique des tisanes. Pour obvier aux funestes effets des toxines intestinales, je préconise chaque semaine, le matin, à jeun, un grand verre d'Hunyadi Janos, et tous les trois jours, un grand lavement d'eau bouillie refroidie. Chez les lymphatiques, la végétaline Dubois est laxative et dépurative.

Chez les nerveux, surtout, il faut bannir les excitants ; ordonner les climats d'altitude, et, à défaut des altitudes, la pleine campagne, où l'on jouit du calme de l'espace. Pour supprimer le prurit et l'excitation insomniaque qui en découle, je donne, tous les jours, en trois fois, 1 gramme d'extrait de valériane, et, dans les cas plus graves, trois des pilules suivantes :

> Bromhydrate de quinine . . . o gr. 06
> Ergotine . . . . o — 03
> Valérianate d'atropine . . . . 1/5ᵉ de milligr.
> M. pour une pilule.

Dans le traitement des dermatoses arthritiques, surtout humides, il faut toujours s'efforcer d'apaiser, par des applications émollientes, l'inflammation de la peau. On prescrit dans ce but les cataplasmes d'amidon et les compresses humides de tarlatane boriquée ou salicylée, que l'on alterne avec les applications locales de caoutchouc ou de gutta-percha laminée. Ces dernières sont faites surtout pour la période nocturne. Dans les cas d'eczéma étendu, les bains continus ou permanents, en humectant constamment les croûtes pelliculaires et en empêchant les fermentations des squames, apaiseront l'élément douleur et arrêteront les exacerbations. Le bain hydro-électrique et le souffle statique, accélérateurs de la nutrition cutanée, m'ont fourni des succès, dans la cure de certaines formes rebelles. Parmi les pommades, les plus utiles sont à base de lanoline, d'huile de foie de morue, d'oxyde de zinc, de sous-chlorure de bismuth, de précipité blanc... Dans les dermatoses eczémateuses à formes sèches, je formule souvent : glycérolé d'amidon, 40 ; huile de cade, 5 ; baume du Pérou, 2 : teinture de quillaya, 3 ; soufre précipité, 5, et benzo-naphtol, 2... Je me méfie des pommades à la vaseline, irritantes pour les téguments sensibles.

*
* *

L'acné est causée par l'exagération fonctionnelle des glandes de la peau. Elle se montre, de préférence, à l'âge de la formation, époque à laquelle ces glandes entrent, pour ainsi dire, *en mouvement*. C'est surtout la moitié supérieure du corps (visage, épaule,

dos, poitrine) qui constitue son terrain privi-
légié. Si la formation est difficile, si le ventre
et le bas-ventre ne fonctionnent pas norma-
lement, si le régime alimentaire est mal compris et qu'il s'agisse de personnes diathésiques,
prédisposées aux éruptions cutanées par le lymphatisme ou l'herpétisme, l'acné arrive alors à
constituer une véritable dermatose chronique.

Tantôt elle affecte la forme ponctuée
(*points noirs* du visage), tantôt elles constitue
des élevures rouges, surmontées de points
jaunes acuminés. D'autres fois, elle s'indure.
Souvent, elle se complique de congestion
périphérique et de véritables varices en miniature, siégeant sur les vaisseaux capillaires.
C'est alors, l'*acné rosacea*, la terrible couperose,
ce cauchemar des jolies femmes, qui fait
bourgeonner les nez et trognonner les joues,
en les agrémentant de la rutilance empruntée
à la tomate! Les troubles digestifs et l'usage
des stimulants aggravent singulièrement cette
dernière forme d'acné.

L'indication capitale du traitement *interne* consiste à empêcher les fermentations intestinales par la purgation et surtout par l'irrigation, souvent répétées. J'ai obtenu aussi d'excellents résultats par les cachets de magnésie, salol et bétol, désinfectants pour le milieu digestif. Parmi les aliments à éliminer du régime, citons surtout les produits de la mer, les corps gras (et même le beurre en certaine quantité), les fritures, pâtisseries, conserves, fromages, viandes salées ou faisandées, les choux, les haricots secs. Les eaux de Vals-Précieuse prises aux repas, rendront de réels services aux acnéiques.

La peau, dans son ensemble, devra non seulement être tenue très propre, mais stimulée dans ses fonctions par les lotions très chaudes, par les bains chauds sulfureux, salés ou alcalins (suivant les cas). La source Savonneuse de Martigny est la meilleure pour la cure radicale des dermatoses les plus rebelles.

Pour éloigner les lésions, il ne faut pas craindre, *même à la face*, de provoquer certaines irritations spécifiques : le soufre, le savon noir, la résorcine, le naphtol, l'acide salicylique, nous en fournissent les meilleurs agents pratiques. Unis à des excipients doux ou sédatifs, ces médicaments possèdent une activité exfoliante ou réductrice, dont la graduation constitue tout l'art du spécialiste. La réaction de la peau étant infiniment variable, suivant les cas, il faut combiner les formules de telle sorte que l'énergie curative ne dépasse pas le but, et éviter les complications inflammatoires et surtout cicatricielles. Suivant les circonstances, on emploiera les pommades, les lotions ou les emplâtres : il est rare que l'on soit forcé de recourir à la scarification ou à la galvano-caustique des pustules. Pour triompher de la couperose caractérisée, rien ne vaut l'électropuncture bien faite, qui volatilise les petits vaisseaux dilatés.

Les massages de la face (pratiqués avec du

talc soufré au vingtième, dix minutes matin et soir), possèdent la plus heureuse influence curative sur les acnés récidivantes du front et du nez. Quant à l'acné du menton, si fréquente chez la femme adulte, elle réclame le traitement de sa cause, qui est toujours une affection utérine. Localement, on obtiendra des résultats persistants de l'emploi raisonné des rayons Rœntgen. Les poussées deviennent ainsi plus rares et sans importance, pourvu que la cause interne soit bien soignée parallèlement.

Lorsque l'acné a laissé sur la peau des pigmentations désagréables, on les fera disparaître (comme l'on fait pour les taches de rousseur), par les applications suivantes :

```
Lait virginal . . . . . . . . . . . . . . .  200
Glycérine . . . . . . . . . . . . . . . . .   60
Oxyde de zinc . . . . . . . . . . . . .       20
Salicylate de magnésie . . . . . .           10
Sulfophénate de soude . . . . . . . .         5
                              (Agitez.)
                              M.
```

*
* *

Le zona est un herpès névralgique des plus douloureux, qu'il siège à la poitrine, à la face ou ailleurs. Le meilleur traitement consiste à en cicatriser promptement les vésicules, tout en calmant les souffrances névralgiques, par l'application, au pinceau, d'un collodion à l'iodoforme, à la morphine et à la cocaïne. Comme traitement interne, je conseille, trois fois par jour, une pilule avec :

Extrait de valériane.	0,15
Bromhydrate de quinine	0,10
Poudre de Dover	0,05

M.

Le soir, en se couchant, je donne vingt gouttes du mélange suivant, dans une infusion de feuilles d'oranger :

Teinture de jusquiame . . .	
— de gelsemium . . .	parties égales.
— de cannabis . . .	
— d'aconit	

M.

En cas d'embarras gastrique, on donnera les purgations et les vomitifs. Si le zona s'est développé sur un terrain affaibli (vieillards, diabétiques, etc.), on s'efforcera de relever les forces par les toniques de toute nature. Contre les névralgies persistantes et tenaces, qui succèdent à l'éruption (et dont l'origine est fréquemment la moëlle épinière), on conseillera, avec succès, les courants continus (15 à 24 éléments), qui, appliqués une ou deux fois par jour pendant un quart d'heure, procurent habituellement une sédation des plus heureuses.

A la face, il ne faut pas oublier que le zona laisse souvent des cicatrices fort pénibles pour la beauté, traces indélébiles, analogues à celles des brûlures profondes ou de la petite vérole. La cure locale méthodique a, dans ces cas, une importance de premier ordre, les clientes ne pardonnant jamais les offenses définitives faites à leurs charmes, même lorsque ni le médecin ni la médication n'ont une part fautive dans la disgrâce intervenue.

La majeure partie des affections de la peau reconnaît pour cause excitante, sinon pour cause première, un état anormal des voies digestives. Dans la pratique, ce sont surtout les clous, l'urticaire, les eczémas, l'acné, les sécrétions huileuses ou sudorales, les herpès, les chutes de cheveux, les démangeaisons rebelles, qui ressortissent, le plus souvent, à un mauvais état du tube digestif et disparaissent par un traitement général approprié. Le devoir du médecin, dans ces cas, consiste, le plus souvent, à redresser le chimisme stomacal, et à combattre une acidité excessive ou des fermentations secondaires, dont les produits toxiques, déversés incessamment dans le sang, irritent les extrémités nerveuses de la peau et provoquent les dermatoses.

Un régime exclusivement composé d'aliments frais, et où prédomineront surtout le lait, les légumes et les fruits: la suppression des viandes saignantes, des conserves, du gibier, des bouillons, des *frutti di mare* et des sauces savantes ; la réduction du pain frais, des pâtisseries, sucreries, boissons fermentées ou distillées, amèneront déjà une détente considérable dans les affections cutanées de cause gastrique. En ajoutant les lavements fréquents avec l'infusion de camomille ou de pensée sauvage, les poudres alcalines (composées de magnésie lourde, phosphate neutre de soude, benzoate de soude, etc.), les granules d'arséniate de strychnine (1 ou 2 milligrammes avant chaque repas, pour renforcer l'énergie motrice des organes digestifs), la tâche du traitement local se trouvera singulièrement facilitée. La guérison se fera prompte et sans rechutes ni récidives désagréables. « Remonter toujours à la cause, pour la supprimer quand cela est possible », tel est le programme du véritable spécialiste, soucieux d'être utile et décisif dans son intervention.

CHAPITRE XVIII

LE nervosisme est un état fréquent (tout le monde peut le remarquer) chez les riches et les oisifs qui ont le temps de s'écouter souffrir et le loisir d'entendre crier le moindre ressort de leur machine animale. Mais l'état nerveux ne correspond pas moins à un épuisement cellulaire, à une faiblesse irritable des éléments anatomiques du cerveau et de la moelle. J'incline, pour ma part, à des altérations chimiques de texture. C'est pourquoi les arthritiques, dont les tissus et les humeurs sont acidifiés et fertiles en sécrétions toxiques, deviennent, si souvent, la proie de la névrose et de l'hypocondrie. Il est certain, d'ailleurs, que ces influences prédisposantes de l'acidisme constitutionnel se trouvent accentuées, au suprême degré, par un régime à contresens, l'alcool, le tabac, la nourriture carnée excessive, certains médicaments, comme la morphine, etc...

C'est graduellement que l'on voit le système nerveux perdre sa résistance et l'équilibre qui fait sa gloire, sous l'action du surmenage et des surexcitations de la lutte vitale. Mais ce sont surtout les précoces dérèglements sexuels qui contribuent à l'installation de la névropathie, trop fréquente chez des sujets encore jeunes. J'ai observé aussi l'explosion de cette maladie à la suite d'une cure hydriatique inopportune ou d'un régime émaciant, chez des arthritiques de trente à quarante ans.

Les névroses sont la monnaie courante des professions intellectuelles, qui poussent l'homme à s'observer sans cesse et à s'analyser sous toutes les faces. La profession médicale, surtout, a le triste privilège de rendre beaucoup plus vives les sensations internes ou viscérales : comme l'aurait dit Galien, l'atrabile nous monte facilement au cerveau ! Aussi Requin conseille-t-il, avec raison, aux jeunes étudiants en médecine prédisposés à l'hypocondrie de rebrousser chemin dans la carrière, leur état mental étant assuré de s'aggraver par la pratique de la médecine.

Les grandes secousses morales et physiques, collisions de chemins de fer, chutes de cheval, traumatismes divers, sont souvent l'occasion de phénomènes nerveux chez les arthritiques. De même la brusque cessation d'une vie très active, pour le désœuvrement contemplatif du rentier, représente une cause assez fréquente de poussées névropathiques. Alors, c'est évidemment le ralentissement nutritif qui devient le *substratum* tangible de l'état nerveux : la bradytrophie a pour conséquence une sorte de relâchement dans la trame de l'idéation, et l'amertume de vivre nous apparaît comme la triste conséquence de l'abolition du contrôle physico-mental. O la divine parole de celui qui a le premier proféré : *Væotiosis* ? On en constate la vérité fréquente dans les climats du nord, si coutumiers de développer le *spleen*, ce *tædium vitæ* des Anglais. Le spleen est la conséquence de la banqueroute de la volonté. Hunter, retiré momentanément de la vie active que mène un grand chirurgien, ne cherchait, disait-il, qu'une chose, en son parc princier : l'arbre le plus commode pour se pendre !

Jadis, la croyance de l'*au-delà* empêchait jusqu'à un certain point la neurasthénie. La vieille chanson berçait, comme dit l'autre, notre humaine misère. Aujourd'hui, où l'humanité croit à tout, sauf à Dieu et à l'âme immortelle, la vie présente reste le trésor unique pour nous ; nous tremblons de la perdre ; nous tombons ainsi dans un automatisme de cérébration qui nous conduit inévitablement à l'obsession et à l'asthénie cérébrales. Le xixe siècle, qui a fini dans une sorte de scepticisme mystique et découragé, commença avec des poètes et des artistes d'une sensibilité vulnérable, mais dont la sincérité, du moins, imposait le respect. Qu'il me suffise de rappeler les grands noms de Byron, de Chatterton et de notre Alfred de Vigny, le metteur en scène de *Chatterton*. Après la représentation, à l'Odéon, de ce beau drame (1835), éclata, parmi la jeunesse de l'époque, une crise contagieuse de *chattertonisme*, analogue à l'épidémie de *werthérisme* qui avait sévi, cinquante ans plus tôt, en Allemagne. Paléologue rapporte que M. Thiers, alors ministre de l'intérieur, recevait chaque jour de quelque poète méconnu cette requête : « Une place, ou je me tue ! »

Chateaubriand, dans *René*, avait précédé ce pessimisme, lorsqu'il disait que « l'homme n'existe que par le malheur et que pour la mélancolie ». Byron ne fit (selon Carlyle) qu'un seul emploi de ses dons merveilleux : annoncerà l'univers qu'il n'était pas heureux. Pour de Vigny, l'espérance est la plus grande de nos misères et la source de nos lâchetés : « Rendons, dit-il, à la Nature, les dédains qu'elle a pour nous, puisqu'elle a fait de la destinée humaine un cercle sans issue ! » Lamennais déclarait être dans l'état que les Anglais nomment *despondency* : il ne tenait, disait-il, à la vie que par le désir de la quitter, et son cœur ne trouvait une sorte de repos léthargique que dans la pensée stupide du tombeau.

Il n'est que trop certain que, pour se laisser gagner par le pessimisme, il suffit d'analyser les tristesses et les injustices dont l'existence humaine est tramée. Mais, précisément, il n'est pas *normal* de se complaire dans cette analyse. L'homme en bonne santé, le cerveau dûment équilibré, surmonteront ces mélancolies passagères : ils réagiront, de longues heures, contre une lassitude de quelques minutes. Cet état d'âme est celui des misanthropes les plus attitrés : Héraclite, Hamlet, Alceste, Schopenhauer lui-même, ont leurs moments de gaieté et de joie de vivre. La tristesse chronique est une maladie : l'état normal est de voir gai. L'être humain doit palper le bonheur à travers l'espérance.

L'homme touché par le nervosisme constitutionnel devient incapable d'oublier, d'une manière durable, les tristesses et les déceptions dont l'existence la plus heureuse est toujours émaillée. Tout angoisse et préoccupe ces âmes inquiètes, sur lesquelles pèse souvent, avec le vice nutritif diathésique, la tare d'une lourde hérédité nerveuse. La névrose qui avilit l'humanité (fléau empiré de siècle en siècle par le déclin des races) a été comparée avec raison par le poète à une sorte d'écheveau intérieur qui ligotte l'âme et entrave la volonté.

Il arrive parfois aussi que l'élément infectieux imprime sa griffe à la névrose arthritique pour en exagérer les méfaits et les lésions. Que de fois n'avons-nous pas vu, dans ces dernières années, une attaque d'influenza présider à l'intoxication définitive des cellules nerveuses, chez un arthritique jusqu'alors indemne de troubles cérébro-médullaires ? Ainsi une étincelle met le feu aux poudres, dans un édifice miné d'avance et préparé pour l'explosion...

Le nervosisme consiste essentiellement en un affaiblissement de la volonté et de l'énergie, en une augmentation notable de l'excitabilité générale, avec diminution des facultés de contrôle et de coordination.

Un grand nombre d'arthritiques se plaignent d'un état de fatigue permanente et chronique, état marqué surtout le matin au lever. « Je me lève plus fatiguée que je ne me couche » : telle est la plainte exhalée par la plupart des femmes rhumatisantes et nerveuses, et par nombre d'hommes aussi : car il existe, sur ce point, bon nombre d'hommes qui sont femmes (pour parler comme le fabuliste).

Faibles, las, ennuyés de tout, les névrosés

ont constamment besoin de distractions et soif ardente d'excitants. Ils éprouvent des inquiétudes indéfinissables et manifestent une impressionnabilité des plus marquées à tous les événements extérieurs. Leur idéation, pénible et souvent désordonnée, s'accompagne d'une sensation très profonde de dépression des forces, avec douleurs dorsales et mal de tête persistant. Tout cet appareil de souffrances est d'ailleurs fortement accru sous l'influence des variations atmosphériques, aux approches des orages en été, de la neige en hiver. Les vents qui soufflent du midi semblent avoir une influence considérable sur les sujets nerveux et irritables. C'était tellement connu et admis pour Naples, par exemple, qu'il existait, dans l'ancienne législation criminelle de ce pays, un article de loi recommandant l'indulgence aux juges pour ceux qui s'étaient rendus coupables d'un crime contre les personnes, pendant que régnaient les vents austraux (vents de folie).

Beaucoup de névrosés s'appliquent à masquer, sous des dehors d'indifférence et d'apathie, leur mauvaise humeur, trop réelle, contre les hommes et les choses. Somnolents le jour et insomniaques la nuit, ils éprouvent souvent des cauchemars, poussés même jusqu'à l'hallucination. Sans présenter les convictions délirantes de l'aliéné proprement dit, le névrosé est la proie d'accès de peurs déraisonnables, désignées actuellement sous le vocable de *phobies*. La phobie la plus fréquemment observée est l'agoraphobie, consistant dans l'impossibililé de traverser une grande place : c'est la *peur des espaces*, dont la seule pensée provoque la céphalalgie et la suée d'angoisse. Il existe aussi un nombre infini de phobies sensorielles affectant l'ouïe, le goût, l'odorat, et surtout le toucher (crainte des objets pointus ou métalliques, crainte des contacts, crainte du sang, de la rage, etc.). On remarque enfin, chez les névrosés, diverses obsessions morbides, linguales ou dentaires, ou bien encore

cutanées (démangeaisons et boutons imaginaires), la peur des microbes, avec manies
du lavage et de la propreté. Certains ont la
crainte puérile et insurmontable de la soli-
tude : un délire triste de tous les instants les
pousse à se croire affligés de maladies consti-
tutionnelles incurables. Cette exagération de
l'instinct de conservation est surtout fréquente
à l'époque de l'âge de retour et dans le sexe
féminin.

Malgré les difficultés qu'il éprouve à suivre
une idée et à retrouver le fil de ses pensées,
le névropathe possède un cerveau toujours
conscient. La faculté la plus affaiblie, chez
lui, c'est la mémoire et surtout la mémoire
des noms propres, le souvenir des faits récents.
On conçoit que cet état mental défectueux ne
tarde pas à entraîner, forcément, un manque
de confiance en soi, une absence de pondé-
ration intellectuelle, des idées de doute et de
jalousie fréquentes, qui font de l'existence des
névrosés un tourment perpétuel. Les uns tré-

pignent comme des enfants, à la moindre contrariété; d'autres se livrent, sur tout ce qui les entoure, à une appréhension anxieuse, aussi tenace que convaincue; d'autres enfin s'abandonnent à la douce manie de noter, sur des feuilles volantes, les moindres incidents de leurs journées. Tous témoignent une excessive émotivité et un caractère flottant et indécis, qui désole leur entourage.

Dans une période avancée de la névrose arthritique, on constate certains troubles de la parole et de l'écriture : ces troubles sont, d'ailleurs, légers et de minime importance, ne faisant guère que traduire extérieurement la crispation nerveuse ou l'instabilité du caractère. Sous l'influence d'un rétrécissement, parfois accentué, du champ visuel, la lecture journalière devient difficile. Alors, le pessimisme augmente encore chez le malade, se manifestant tantôt par une timidité, tantôt par un aplomb exagérés. J'ai observé généralement que les névrosés dont l'organe vocal est affaibli et dont les hésitations de langage apparaissent prononcées sont les plus déprimés : toujours dans l'attente d'un malheur possible, ces malades sont hantés d'une désespérance profonde, avec idées de suicide. La psychasthénie est ici comme la conscience imprécise de l'asthénie corporelle.

Le névropathe un peu invétéré porte toujours un visage pâle, lisse et comme juvénile, malgré sa maigreur habituelle. Mais il manifeste une congestibilité très facile de la face, et même du cou et des oreilles, surtout sous l'influence d'une émotion marquée. Il se plaint de craquements dans la nuque et dans le dos, avec douleurs erratiques concomitantes. Les pupilles sont dilatées, et parfois inégalement : on a voulu, à tort, faire de ce symptôme névropathique assez banal un signe prodromique de la paralysie générale. Il est bon d'être rassuré à cet égard ; rien n'est moins sûr pour le diagnostic. Les arthritiques, toutefois, sont évidemment prédisposés à la paralysie générale : car dans l'étiologie de cette terrible maladie, il y a, comme l'a très bien vu Charpentier, prédominance de l'hérédité congestive sur l'hérédité vésanique.

La peau est habituellement sèche, les membres inférieurs sont le siège de crampes pénibles et les membres supérieurs ont des mouvements maladroits. Tous les réflexes sont exagérés ; les oreilles bourdonnent ; l'émission des urines est volontiers difficile.

Ces symptômes d'irritation spinale se retrouvent surtout chez les arthritiques nerveux, coupables d'excès antérieurs dans le domaine de la sphère génitale : je ne les ai guère observés en dehors de ces causes. Le plus souvent, il s'agit d'un spasme du col de la vessie, qui arrête brutalement la fonction ; le malade éprouve de fréquentes envies d'uriner, avec vive sensibilité du ventre au froid, et surtout au froid humide, qui redouble toujours les sensations d'angoisse neurasthénique et cause les appréhensions morbides les plus graves chez les rhumatisants, ces êtres thermo-barométriques par essence.

Souvent aussi, le cœur est mou et la circulation semble comme amoindrie, les extrémités étant habituellement pâles et froides. Les malades éprouvent également des accès de palpitations, avec ou sans angoisse précordiale. (Rarement le pouls est ralenti, comme dans l'angine de poitrine véritable.) Cependant le névropathe peut être un athéromateux ou (comme on dit aujourd'hui) un artério-scléreux. On a l'âge de ses artères : et, à partir de quarante-cinq ans, les artères ne sont jamais normales chez un rhumatisant ou chez un goutteux.

Des troubles digestifs accompagnent toujours la névrose arthritique. Je n'y reviendrai pas, les ayant décrits ici même. Je dirai seulement que l'appétit, souvent capricieux, est presque toujours conservé, mais que les digestions sont pénibles, accompagnées de soif, de gaz, de coliques et d'ardeurs à l'épigastre. Le diar-

rhée alterne d'ordinaire avec la constipation.
Le malade éprouve du gonflement abdominal
avec malaise général après les repas. Son visage
se congestionne; durant la période digestive,
l'inaptitude à tout travail et même à toute
pensée caractérise une dyspepsie souvent pénible à cause de l'hyperchlorhydrie arthritique. On observe enfin, cinq à six heures
après les repas, des coliques violentes, avec
selles glaireuses ou muco-membraneuses.

Je décrirai maintenant les lignes thérapeutiques qui doivent diriger le médecin et le
malade dans la cure si délicate de la névrose
et de la neurasthénie (cette dernière n'étant,
du reste, qu'une simple variété, assez artificiellement créée, de la maladie névropathique).

Le nervosisme n'est ni plus difficile à
traiter ni plus aléatoire à guérir que les
autres dispositions diathésiques. Seulement,
le médecin et l'entourage doivent s'armer
d'énergie et de volonté, pour remplacer l'énergie et la volonté qui manquent aux malades.

De plus, il ne faut jamais oublier que la névrose a ses racines dans la dilatation d'estomac et dans l'uricémie : on s'efforcera donc de tarir les apports d'entretien de ces états morbides, véritables pères nourriciers des troubles nerveux. Un régime plus végétal qu'animal, la grande modération dans l'usage des stimulants, l'air pur, le soleil, les occupations méthodiques, l'hydrothérapie et les frictions sont nécessaires et suffisants à la guérison de bon nombre de formes moyennes. Les climats de forêt et surtout d'altitude conviennent aux excités ; le bain de mer adriatique ou méditerranéen, aux déprimés. La vie urbaine aiguise le système nerveux, mais en l'usant, comme la meule le coutenu. *Change of air*, a dit Johnson, *pursuit of health* ! Le massage, la franklinisation, les bains électriques, possèdent la puissance de mobiliser les douleurs et de les transférer, pour les expulser ensuite définitivement. Ces pratiques empêchent aussi la fatigue de se traduire, chez les névropathes, par une sorte de décharge nerveuse, qui découronne, suivant le mot de Tissié, les centres psychiques et leur soustrait la somme d'influx nécessaire à l'exercice des facultés mentales. Le voyage m'a souvent rendu de grands services, dans ce sens : de quelle utilité n'est-il point, pour ceux que désarçonna un violent chagrin, la perte d'un être cher, par exemple ? Le voyage dégage les cellules nerveuses, donne un tuteur à l'énergie morale déliquescente ; il empêche le névrosé de se dédoubler pour être à l'affût de ses moindres sensations, et de subir ainsi le joug tyrannique de ses funèbres pensers. Et l'on sait que la tristesse ronge le cerveau comme un ver. L'âme et le corps sont, comme le dit Montaigne, unis par une étroite couture et s'entre-communiquent leur fortune.

Trois groupes de médicaments aident à lutter contre la dépression nerveuse et redressent l'affaissement des facultés : les arsenicaux, l'iodure de fer et les hypophosphites.

Sous leur influence, j'ai vu souvent les malades reprendre possession et direction de leur personnalité indisciplinée et parvenir à dominer les défaillances dues à la névrose. Lorsque le cœur est mou, je prescris aussi la spartéine, associée à la quassine ou à la noix vomique : je dissipe ainsi les alertes circulatoires, si inquiétantes surtout pour des sujets que démange sans cesse le besoin impérieux de s'analyser intérieurement. Contre l'insomnie, je me borne aux frictions et aux bains tièdes prolongés, avec prescription régulière de la valériane liquide de L. Pachaut.

Comme alimentation, il faut fuir surtout les mets dont l'élaboration peut engendrer des *toxines*, éminemment viciatrices de la nutrition nerveuse. Nous savons que l'auto-intoxication se produit volontiers chez les dilatés, chez les atoniques de l'estomac et de l'intestin, à cause d'une stagnation habituelle qui favorise les fermentations dangereuses.

Nous savons aussi combien les goutteux éliminent mal : le fonctionnement du foie et des reins est chez eux plein d'entraves. D'ailleurs, les gaz intestinaux eux-mêmes sont des causes de vertiges, de sensations pénibles et même de troubles cardio-respiratoires. Comme conclusion, on devra favoriser de toutes manières l'assimilation, pour assurer une réparation régulière et intégrale de la cellule nerveuse amoindrie.

L'alimentation hygiénique journalière est la grande source de remontement pour les nerveux. Ils y puisent la durable amélioration de leur état maladif. Les dyspeptiques ne sont-ils pas tous des tristes et des angoissés ? Combattons donc la névrose à ses origines ; ne laissons jamais s'accumuler chez les arthritiques le microbe et ses sécrétions délétères, dont les germes, omniprésents, empoisonnent la cellule nerveuse et amènent souvent l'obtusion mentale.

Le café est un excellent digestif ; mais il a

le défaut, chez les névrosés, de semer je ne
sais quelle graine de chagrin et de provoquer
des sensations internes, comparables à celles
que nous produit un événement fâcheux. Les
sauces relevées, le vin pur, les liqueurs, le
tabac, ne doivent être non plus autorisés
qu'à titre exceptionnel. Les mets recommandés
sont : les potages aux céréales (orge, avoine,
froment), les panades aux biscuits secs, les
légumes en purées, et notamment les lentilles,
fèves et pois, les pieds de veau et de porc, les
viandes à l'étuvée ou les viandes maigres
râpées et peu cuites, la volaille jeune et très
bouillie, le poisson blanc et maigre, longuement cuit au court-bouillon, les légumes
verts bien tamisés. Parmi les viandes de boucherie, le veau sera mangé braisé, le mouton
rôti et le bœuf grillé. Le pain sera toujours
très rassis et beurré. Comme entremets, je
recommande le pudding et les crèmes au
cacao et au thé. En cas d'amaigrissement,
j'ajoute, en lavements, l'huile de foie de

morue bien émulsionnée. Il ne faut pas redouter un régime plantureux : souvent, en effet, le réveil d'accès de goutte et de gravelle amende la névrose arthritique : j'ai pu en faire mille observations.

Comme boissons, je conseille souvent une infusion chaude d'anis vert, que j'additionne, par litre, de cinq gouttes d'acide chlorhydrique : j'évite ainsi les flatulences. De temps à autre, je remplace cette boisson, par l'agréable eau de Saint-Galmier Badoit, qui fait digérer sans alarme et sans encombre. En cas de constipation, je donne, tous les deux matins, dans un peu d'eau chaude, une cuillerée à soupe d'un mélange, par parties égales, de sulfate, phosphate, bicarbonate et benzoate de soude. Contre les crises de vertiges, maux de tête et dyspepsie, j'institue, plusieurs jours de suite, la diète lactée absolue. A la fin de chaque repas, je conseille presque toujours un ou deux doigts de bon vieux vin. Ce n'est pas dans les opéras seulement

que « le vin dissipe la tristesse » : cette vivifiante boisson rend moins lourd, moins
morne et élargit en quelque sorte l'aire du
bonheur vital.

Le névrosé doit fuir tout surmenage émo-
tionnel et éviter les inutiles dépenses de son
influx nerveux, qu'il ménagera avec la parci-
monie d'un avare pour son trésor : il évitera
ainsi la fatale désharmonie des cellules nerveuses. Il veillera à la liberté de son intestin :
la fonction basse retentit sur l'élevée, et le
côlon a plus de rapports qu'on ne pense avec
le cerveau. Que de neurasthéniques sont sou-
lagés par une selle copieuse ! C'est là le secret
de la vogue incroyable de certaines pilules ou
tisanes, prônées à grand tapage de réclames.
La plupart de ces panacées, en secouant la
torpeur du foie, rétablissent l'hématose et
régularisent les actes nerveux. Le médecin
devra toujours y songer, avant que le malade,
mal soulagé, n'ait cherché à se guérir lui-même
par ces drogues.

Les chutes et ballottements viscéraux sont combattus par des ceintures et des moyens contentifs variés, qui suppriment les pénibles et désagréables sensations de tiraillements exercés par les *ptôses* sur les plexus nerveux endoloris. L'eau froide et les frictions à l'alcool apaiseront les tendances aux refroidissements et aux troubles de la circulation capillaire. L'air confiné des théâtres ou des soirées accentue bien souvent la névrose émotive : on saura lui préférer le grand air et les locaux bien ventilés. Les pratiques d'électricité statique, bains, effluvations, frictions (effectués avec la grande machine Whimshurst, chargée à un haut potentiel), sont à la fois sédatives et stimulantes. Elles rendent de grands services aux névropathes qui savent quelque peu persévérer dans le traitement. De temps à autre, une injection sous-cutanée de sérum artificiel phosphaté stimulera l'épuisement nerveux et triomphera de la fatigue et de la céphalée.

Ce qu'il faut, avant tout, pour obtenir des

succès thérapeutiques durables, c'est imposer une direction méthodique au traitement ; bannir tous les excitants factices (morphine, kola, coca), dont on abuse beaucoup trop ; préférer les phosphates, sous la forme de phosphatine Falières : supprimer les émotions, les veilles, les plaisirs bruyants, les excès de travail : amener le malade à des distractions doucement dosées et à une régularité vitale excessive. C'est dire que le médecin devra se dépenser en suggestions répétées et raisonnées, afin d'enlever du cerveau de son malade cette idée fixe de se croire incurable ou perdu, et de relever progressivement les inaptitudes de sa volonté déchue. Il faut enfin que le névrosé approuve entièrement et exécute à la lettre le programme curatif qui lui sera soumis : c'est ainsi, et seulement ainsi, qu'il pourra être placé dans les conditions d'hygiène et de traitement indispensables à la récupération totale et définitive de son énergie nerveuse.

« Parlez-moi, a dit à ce propos, Palaprat,

d'un médecin de belle humeur : je lui passe une drachme d'ignorance pour une once de gaîté ! » *Hilares mox sani* (Sénèque) ; j'ai pu relire cette maxime sur le rideau du théâtre du Kurhaus, à Davos. Tous ceux qui touchent à l'art médical devraient être imprégnés de cette éternelle vérité.,.'

Après cette courte esquisse de la névropathie arthritique, je dois dire aussi quelques mots de la *neurasthénie*, ou épuisement nerveux, complication commune de l'arthritisme. La neurasthénie n'est, à la vérité, qu'une forme spécialement grave, ou mieux un *aboutissant* de l'état nerveux des arthritiques. Elle consiste plutôt dans une absence de réserve nerveuse que dans un épuisement véritable du système nerveux. L'hérédité, le tempérament arthritique, une hygiène physique et morale défectueuse en sont les causes intimes et profondes. Les excès de travail, le surmenage intellectuel permanent, les émotions répétées, la dépression par les chagrins et les revers de la vie, voilà les conditions occasionnelles qui font éclater les symptômes morbides. C'est pourquoi l'épuisement nerveux guette surtout les intellectuels ; c'est le mal des carrières libérales et artistiques ; c'est la rançon des grosses situations politiques, industrielles et financières.

Jamais, à aucune époque, les excitations énervantes, les luttes vitales, les perspectives passionnelles, les audacieuses entreprises n'ont porté à un degré plus marqué la tension cérébro-spinale. Jamais les poisons du système nerveux (alcool, café, tabac, morphine, fatigues sexuelles, etc.) n'ont préparé plus efficament le déséquilibre des centres sensitifs. Certaines affections antérieures prédisposent aussi, d'une manière notoire, aux états neurasthéniques ; les troubles digestifs forgent souvent de toutes pièces une prédisposition, une candidature, que l'hérédité n'avait nullement créées.

Il est enfin une cause de neurasthénie, que

l'on retrouve assez fréquemment et qu'il est bien difficile de méconnaître : je veux parler des *accidents*, et principalement des accidents à allure dramatique, tels que tremblements de terre, déraillements, incendies, éboulements, explosions, naufrages, collisions. Le choc nerveux intense résultant d'une vive frayeur, telle est la cause de ces « neurasthénies post-traumatiques », que l'on prenait naguère pour de la simulation intéressée. Certains sceptiques admettent même encore maintenant cette interprétation, étant données les améliorations soudaines qu'apportent, dans l'angoisse morbide des malades, la solution de la question indemnité, le règlement du litige qui les préoccupe et la réparation finale du dommage causé.

L'habitus déprimé, le *facies* pâle, l'aspect vague et alangui, l'épuisé du système nerveux est loin de voir la vie en rose. Il se déclare constamment fatigué, refroidi, attristé ; non seulement il bâille sa vie, mais il ennuie son entourage par ses inquiétudes, ses minuties, sa sombre incohérence intellectuelle. Sa tête est douloureuse, comme enserrée d'un casque ou d'une pression énergique sur le cuir chevelu. Le malade se plaint aussi d'avoir le cerveau vide ; il accuse souvent des vertiges, une insomnie rebelle, entrecoupée de pénibles cauchemars, une sensation douloureuse le long de la colonne vertébrale. J'ai souvent observé aussi l'extrême pâleur des ongles : il est probable que cette pâleur témoigne d'une circulation défectueuse aux extrémités.

Les efforts musculaires deviennent l'occasion d'un redoublement de lassitude et d'accablement. L'appétit devient irrégulier et capricieux ; les digestions s'accompagnent de pesanteurs et de ballonnements gazeux, qui témoignent d'une paresse parallèle de l'estomac et aussi de l'intestin (la constipation étant la règle). Peu à peu, les fermentations amènent une dilatation et une tendance à la chute des viscères abdominaux, avec atonie digestive, fermentations anormales et ralentissement nutritif. Ces perturbations gastro-intestinales ne tardent guère à entraîner la déchéance profonde de l'organisme abattu et déprimé ; la perte de la volonté et de la suite dans les idées, l'anxiété, les scrupules, l'impuissance virile, le naufrage de la mémoire et des facultés les plus brillantes de l'être, telles que l'attention, le jugement, le raisonnement ; l'effondrement de toute activité mentale, les peurs indéfinies, l'absence de toute résistance aux sensations les plus simples, caractérisent la période avancée de la névrose. Enfin, l'on constate les troubles des sens, l'oppression respiratoire, les palpitations, les congestions, les névralgies (brûlures, fourmillements, pertes partielles de la sensibilité), l'amaigrissement extrême et les multiples symptômes de la dégénérescence mentale.

Le traitement méthodique de l'épuisement du système nerveux doit être institué de bonne heure. Il repose presque entièrement sur l'hygiène et les agents physiques. On doit, autant que possible, soustraire les malades à leurs occupations habituelles et les isoler de leur entourage. Pour ressusciter, en quelque sorte, la nutrition, on aura recours aux pratiques de l'hydrothérapie scientifique, du massage général et de l'électrisation statique ou faradique. Le séjour au grand air permettra d'instituer la cure d'engraissement par le moyen du lait à doses fractionnées, du beurre, des corps gras, de l'huile de foie de morue, des œufs, du lard, de la bière de malt et surtout des bouillies de céréales et des viandes rôties et grillées ; Beard, qui décrivit le premier la neurasthénie, déclare, sans ambages, que la principale cause de la défaite de Waterloo fut que Napoléon se trouvait, pour la première fois, en face d'un peuple qui se nourrissait de roastbeef.

Lorsque la nutrition se relève, on voit ordinairement le malade se soustraire graduellement au pouvoir de la névrose. Un traitement médicamenteux très simple suffit alors en général, pour concilier le sommeil et rétablir dans son intégrité normale la circulation des centres nerveux et rend à ce moment de véritables services. Peu à peu, le malade se rassure et se console ; l'inertie de la volonté (chose importante) se trouve vaincue. Les fonctions digestives se perfectionnent. Rien de plus constant que le retentissement du ventre sur le cerveau : les neurasthéniques, dont le mal nous représente comme une sorte de surnumérariat de l'hypocondrie, pensent beaucoup trop par le ventre.

Pour hâter la convalescence des neurasthéniques, rien ne vaut, à mon gré, le travail matériel, uni à des préoccupations intellectuelles modérées. Le changement de climat, l'air lumineux et vivifiant des altitudes et surtout la fuite des agglomérations urbaines et des excitations sensuelles s'imposent à ce moment. La névrose est, comme on l'a dit, un tribut prélevé par les dieux jaloux, sur les civilisations trop avancées, qui se sont trop écartées du calme primitif ; c'est ce qui nous explique pourquoi, au point de vue cérébral, nous étions mieux lorsque nous étions pires !

Heureux, suivant le mot de Renan, ceux qui ont hérité du silence cérébral de leurs parents ! Mais même chez les héréditaires, une éducation saine, un genre de vie établi dans une étroite conformité avec les lois de la nature, une plus grande tonicité du corps et une plus grande quiétude de l'âme, peuvent devenir des moyens prophylactiques efficaces de la débilitation nerveuse. C'est ce qu'on pourrait appeler la *pharmacie de l'âme* : ses ressources doivent être mises en jeu surtout chez les descendants de névropathes. Car l'hérédité, ainsi que l'a démontré Morel (le Darwin de l'aliénation), l'hérédité est la *cause des causes* de toute affection nerveuse... Nous naissons, hélas ! trop vieux... Celui qui réglerait à souhait les mouvements de la vie et y ramènerait cette énergie tempérée, par laquelle les moyens sont proportionnés à la fin, saurait, dit Sydenham, la véritable médecine et posséderait un pouvoir presque divin :

Le corps et l'âme, hélas! ils iront deux à deux,
Tant que le monde ira, pas à pas, côte à côte,
Comme s'en vont les vers classiques et les bœufs!

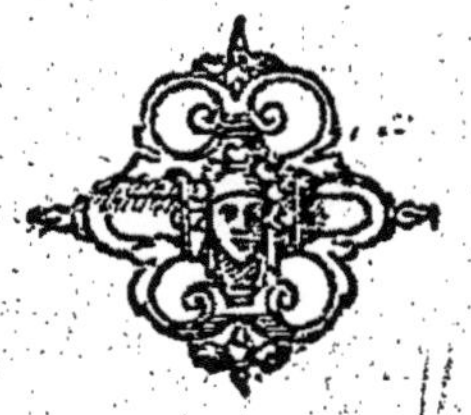

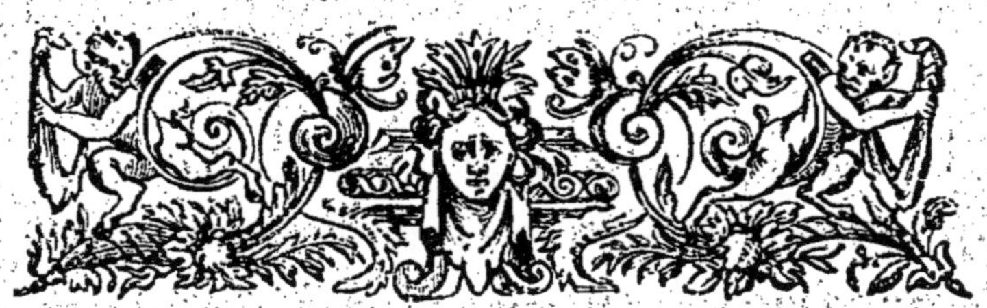

CHAPITRE XIX

LES NÉVRALGIES DES ARTHRITIQUES

Les névralgies s'observent fort communes, chez les arthritiques, qui sont tous des nerveux et des congestifs : double condition favorable à l'irritante production de souffrances sur le trajet des nerfs. Les névralgies diathésiques ne pouvant rendre les armes qu'en présence d'une héroïque médication de la diathèse qui leur sert de support, il est nécessaire de savoir les dévisager de bonne heure, afin de pouvoir, précisement, s'attaquer à leur cause intime. Considérées de cette manière, les névralgies repré-

sentent fréquemment des incidents providen-
tiels ; elles obligent les arthritiques à consulter
et à se soigner et les font sortir, ainsi, des
périlleux errements d'un régime à contresens.

Les névralgies arthritiques peuvent siéger
sur le trajet de tous les nerfs possibles. La
névralgie faciale, ou tic douloureux, qui
affecte le nerf trijumeau dans ses diverses
branches, est fort commune dans le sexe féminin et succède, parfois, aux odontalgies
rhumatismales, pulpites ou périostites : cette
particularité nous explique pourquoi la colla-
boration du dentiste est souvent utile à la
cure de cette névralgie. Comme médication
interne, c'est le nitrate d'aconitine qui nous
a toujours le mieux réussi, sous la forme si
commode des pilules de Moussette.

La névralgie intercostale, observée chez les
rhumatisants anémiques, est généralement
peu douloureuse et peu rebelle. Mais il en
existe une autre forme, chez les goutteux, qui
est beaucoup plus sérieuse. Cette forme fait

surtout souffrir la nuit, entre minuit et 2 heures du matin. Elle apparaît à la suite d'un repas copieux : sa douleur s'irradie, souvent, dans le bras et l'omoplate gauches et provoque alors une sorte d'angoisse cardiaque, variété affaiblie de l'angine de poitrine et (je le répète) avertissement utile pour revenir à une hygiène moins défectueuse, adopter un régime doux, supprimer absolument l'usage du tabac. La névralgie lumbo-abdominale est beaucoup plus fréquente dans le sexe féminin : elle constitue l'habituel reflet d'une lésion utérine de cause arthritique. Les névralgies brachiale, crurale, etc... n'offrent rien de particulier à la diathèse.

Il n'en est pas de même de la *sciatique*, qui doit nous arrêter plus longuement. La sciatique est le représentant le plus banal de la famille neuro-rhumatismale. C'est une névralgie extrêmement fréquente chez les goutteux et surtout chez les fils de goutteux et chez tous les lymphatico-sanguins en général.

Tous les jours, nous observons l'alternance ou la coïncidence de la sciatique avec les dyspepsies, l'asthme, l'eczéma, la migraine, les coliques hépatiques et les autres modalités de la diathèse urique, dont elle n'est qu'un des reflets. La sciatique consiste en des fulgurances lancinantes à la partie postérieure des fesses, des cuisses et des jambes ; les paroxysmes sont séparés par une douleur pesante, qui va de la hanche à la cheville. Les crises s'exaspèrent surtout par la période nocturne et la chaleur du lit : stigmate assez certain de la nature goutteuse du mal.

La sciatique est toujours précédée ou accompagnée de lumbalgie profonde, *mal de reins*, qu'exagèrent les mouvements, la marche et même la simple station. Cette douleur, soignée, dès le début, par les bains sulfureux, suivis de massage, puis de siphonnage au chlorure de méthyle, disparaît en quelques jours, sans donner suite à la sciatique, surtout lorsqu'on a soin d'adjoindre au traitement

local un traitement général sudorifique avec
l'infusion de jaborandi et la poudre de Dower,
par exemple. Il faut savoir aussi que la névralgie lombaire diffère du « tour de reins »
en ce que, dans ce dernier, le malade indique
la douleur avec la main, tandis que, dans
la sciatique lombaire, il la limite avec le doigt.

Dans la sciatique confirmée, toute la partie postérieure du membre abdominal est le
siège d'un état continu et sourd de malaises
profonds, avec fourmillements, malaise entre-
coupé d'éclairs de souffrance, sensations de
brûlure ou de froid, qu'exaspèrent l'humidité,
les chocs, et parfois le seul frôlement des cou-
vertures et des vêtements. Les troubles douloureux s'observent, plus ou moins intensifs,
sur tout le territoire, si étendu, du nerf.
Parfois, la douleur se localise, en foyer, sur le
trajet unique d'une branche nerveuse secondaire. Parfois, elle se limite à une simple
exagération de sensibilité ou à une plaque
d'anesthésie partielle, grande comme une

pièce de cent sous. Mais le plus souvent, les douleurs paroxystiques éclatent, en irradiations lancinantes, tout le long du trajet du nerf : la douleur s'exaspère, insupportable, par l'extension du membre ; et le malade, pour chercher un peu de soulagement se couche en « chien de fusil ». Des crises violentes secouent la fesse, les régions du jarret et de la malléole externe, et s'aggravent de crampes musculaires fort pénibles. L'étendue de la surface nerveuse vulnérable nous explique, d'ailleurs, la ténacité, souvent désespérante, de la sciatique. Le vieux Balzac écrivait au cardinal La Valette que « ni dans les déserts de Libye, ni dans les abîmes de la mer, il n'y eut jamais si furieux monstre que la sciatique », et que « si les tyrans dont la mémoire nous est odieuse eussent eu de tels instruments de cruauté, c'eût été la sciatique que les martyrs chrétiens eussent endurée pour la religion ».

Dans cette maladie, l'atrophie musculaire est surtout le point noir. Parfois elle est précoce et s'aggrave promptement, si l'on n'arrête à temps (par le secours de l'électricité) la dégénérescence graisseuse des muscles. Lorsque la névralgie simple a fait place à la névrite, les troubles de la nutrition locale apparaissent, manifestes : la peau devient luisante ; les poils s'allongent, abondants ; les ongles des orteils deviennent caducs et la peau se couvre d'éruptions diverses. Pendant ce temps, on observe l'émission des urines toujours augmentée : l'analyse y découvre souvent du sucre.

Toute sciatique un peu ancienne détermine des déformations vertébrales (scoliose ou cyphose) qui expliquent les claudications profondes, avec ces mouvements ridicules de salutations répétées pendant la marche, que chacun a pu observer.

Il faut soigner à temps la sciatique des arthritiques : car la *névrite* vient souvent, précoce, sournoise et sans tapage. Le meilleur traitement interne est alors le traitement ioduré. Localement, j'alterne les pointes de feu et les vésicatoires en bandes minces. Pour éviter les récidives, je conseille toujours le massage, l'électricité et surtout les douches dans une station thermale, sulfureuse ou chlorurée suivant les cas. Enfin, je conseille aux malades de porter pendant longtemps, un bas élastique *cuissard*, afin de régulariser la circulation dans le membre malade et de remédier à l'état variqueux, entreteneur juré de la sciatique chronique.

Aux heures des paroxysmes aigus, je me suis toujours bien trouvé de mettre, pendant quelques jours, l'arthritique au régime lacté absolu : toutes les heures, une tasse de lait, pris très chaud, avec addition de 2 grammes de benzoate de soude pour la journée. Je recommande ensuite l'abstention des boissons fermentées et distillées, du café et du thé ; la vie en plein air, dans un climat chaud, sec, les bains sulfureux et salés, suivis de friction sèche au gant de crin ; la valériane liquide Pachaut.

Je voudrais pendant que l'occasion s'en

présente, dire deux mots, en terminant, sur une variété de névralgie, décrite récemment par Bernhardt et que j'ai observée plusieurs fois déjà chez des goutteux. Il s'agit d'une sensation gênante d'engourdissement, siégeant à la partie antéro-externe de la cuisse. Cette sensation va parfois jusqu'à celle d'étirement ou de brûlure : il semble au sujet que ses muscles se raccourcissent, que sa peau est recouverte de coton. La marche et le frottement rendent ces sensations horripilantes. Cette sorte de « méralgie » se rapporte évidemment à un état paresthésique du nerf fémoro-cutané externe. Elle coïncide fréquemment d'ailleurs, avec les varices, hémorroïdes, varicocèles et autres perturbations circulatoires dont souffrent volontiers les rhumatisants voués à une existence sédentaire.

Cette affection, plus désagréable que vraiment douloureuse, cède assez facilement à la franklinisation bien faite ou aux massages pratiqués avec une pommade salicylée faible.

Je recommande enfin, dans toutes les affections d'ordre névralgique, les onctions huileuses, tombées à tort dans l'oubli. Les anciens en faisaient grand cas pour entretenir la souplesse de la peau, modérer sa physiologie, enrayer sa susceptibilité aux refroidissements (*frigus nervis inimicum*). Il est, d'ailleurs, une raison anatomique qui nous apprend pourquoi nous pouvons agir sur le système nerveux par l'intermédiaire de la peau : l'épiderme et les centres cérébraux se développent l'un et l'autre aux dépens du même feuillet embryonnaire, le feuillet ectodermique.

Voici l'une de mes formules favorites de frictions huileuses :

℞ Baume tranquille. . . . ⎫
Huile morphinée . . . . ⎪
Huile de jusquiame. . . ⎬ parties égales.
Pétro-vaseline liquide. . ⎪
Liq. d'Hoffmann. . . . ⎭
       M.
(Agitez avant l'usage.)

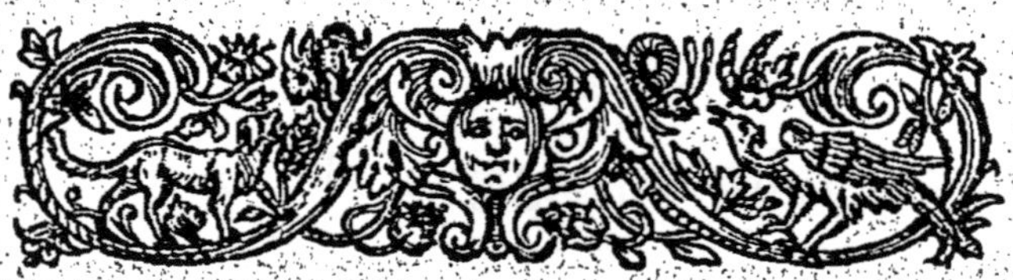

CHAPITRE XX

LES ÉTATS ARTHRITIQUES DE LA GORGE ET DU NEZ

Les granulations de la gorge, angine granuleuse, pharyngite granuleuse, sont constituées par des saillies glandulaires plus ou moins prononcées, qui apparaissent sur la muqueuse pharyngienne et semblent affectionner principalement les arthritiques.

Les granulations provoquent une sorte de chatouillement intermittent de la gorge, avec sensation habituelle de sécheresse ou même de corps étranger (arête) : lorsqu'elles s'enflamment, ce qui est assez leur habitude, cette sensation se transforme en celle de picotement désagréable ou même de brûlure.

Les granulations se traduisent toujours par une déglutition un peu gênée et surtout par des enrouements passagers, principalement à la fin de la journée. Le malade éprouve le besoin fréquent de se débarrasser de crachats qui lui semblent encombrer sa gorge : il *racle* continuellement et pousse des *hem, hem*, qui finissent par donner lieu à l'expulsion d'une petite concrétion grisâtre et perlée.

Les granulations n'apparaissent pas d'emblée de toute pièce, comme on le croyait autrefois, chez les rhumatisants ou les arthritiques. Elles sont toujours précédées d'une période plus ou moins longue d'altération sécrétoire et de congestion catarrhale chronique de la muqueuse de l'arrière-gorge. Elles surviennent surtout chez les personnes qui font un excessif usage de leur voix : orateurs, prédicateurs, marchands à la criée ou des quatre-saisons. Les Anglais donnent à cette maladie le nom de *clergymen disease*, mais reconnaissent toutefois, comme les cliniciens de tous pays,

qu'elle n'est qu'une localisation lympho-ar-
thritique chez ceux qui surmènent ou plutôt
malmènent leur fonction laryngée.

L'abus du tabac, principalement sous forme
de cigarettes, l'usage habituel des liqueurs,
des épices, des conserves et même des aliments
et boissons pris trop chauds (le chocolat chez les
Espagnols, par exemple), figurent souvent
aussi au rang des causes occasionnelles des
granulations.

Chaque matin, à son lever, le malade se livre
à de vains efforts pour détacher les mucosités
qu'il croit avoir dans son arrière-gorge. Peu
à peu, en l'absence de traitement rationnel,
diverses complications apparaissent : migraines
et névralgies, manque d'appétit, fétidité buccale, nasonnement de la voix, souvent bourdonnements d'oreilles et surdité passagère
causée par le gonflement obstructeur des
trompes d'Eustache, auxquelles se trans-
met si aisément le catarrhe pharyngien.
D'autres fois, la voix devient rauque, éraillée,

sans endurance, et une toux agaçante se manifeste.

Les granuleux sont manifestement prédisposés aux laryngites, à l'asthme, à l'emphysème,
aux bronchites rebelles. La grippe ou influenza
revêt souvent chez eux une exceptionnelle
gravité : on dirait que les granulations lui
préparent le terrain pour des complications
infectieuses. Le granuleux est, d'ailleurs, en
proie à un enchifrènement habituel ; il lar-
moie et éternue sous l'action des moindres
changements de température, des causes occasionnelles les plus futiles (courant d'air, bat-
tage des tapis, rayon de soleil, etc.). Des
accès de coryza matutinal, avec sternuta-
tions répétées de dix ou vingt fois de suite,
parfois même des crises spasmodiques rappe-
lant exactement le tableau de l'asthme, s'accompagnent de mal de tête frontal, paupières
gonflées, vide dans les idées, incapacité d'attention soutenue, etc.

L'affection décrite sous le nom d'asthme

des foins, fièvre des foins (hay fever) ou catarrhe d'été est, d'ailleurs, essentiellement, l'apanage de l'arthritique. Attribuée à la lumière
vive, à l'odeur des fleurs des champs, aux
poussières de pollen et autres (pollen des céréales surtout), au parfum des roses, etc., la
fièvre des foins nous semble ressortir surtout
à l'ingérence diathésique. Le neuro-arthritique n'explique-t-il pas cette tendance marquée aux mouvements sanguins du côté de la
pituitaire, cette excitabilité nasale exaspérant
la turgescence des cornets nasaux, enfin cette
prédominance pathologique évidente de la race
anglo-saxonne, où la goutte occupe une si
large part étiologique dans les maladies ? On
a aussi incriminé (à tort, je crois), l'ingestion
de certains aliments (les fraises principalement)
dans ces crises de névropathie réflexe de l'appareil nasal.

Certains arthritiques enfin ne peuvent voya-
ger quelque temps en chemin de fer sans avoir
la gorge sèche, sans éprouver des fourmille-

ments nasaux suivis d'éternuement spasmodique. Puis, les narines s'obstruent et fournissent une sécrétion abondante et claire. Ce coryza des chemins de fer, décrit par Fraenkel, de Berlin, apparaît surtout par les temps chauds et secs soulevant la poussière en tourbillons : l'irritabilité des nerfs sensitifs du nez et de la gorge nous explique fort bien comment les arthritiques sont soumis à toutes ces incommodités. Leurs yeux aussi sont fort sensibles d'ordinaire [1].

[1] Sur les *lésions oculaires des arthritiques*, il y aurait beaucoup à écrire. L'iritis est la complication oculaire par excellence du rhumatisme.

Wagemann a eu fréquemment l'occasion d'observer la prédisposition des goutteux aux affections oculaires externes, telles que les chalazions, la kératite marginale et l'épisclérite périodique. Chez un malade, il a constaté des troubles récidivants du corps vitré, paraissant nettement liés à la diathèse urique et entraînant ultérieurement un décollement de la rétine. La goutte peut, enfin, provoquer la disposition au glaucome, autant par les inflammations des parois vasculaires et des espaces endothéliaux qu'elle provoque, que par la rigidité de la sclérotique qu'elle entraîne souvent. Dans les cas de glaucome, on fera bien de rechercher s'il existe des antécédents goutteux. Alors, le traitement général antigoutteux procure une amélioration très notable.

Mais je m'égare dans les digressions et je dois terminer l'histoire pratique des granulations. C'est une affection très tenace, dont la longueur est parfois désespérante pour les malades et pour les médecins. Quel est le meilleur traitement ? Celui que je vais décrire est, à la vérité, assez complexe : mais il m'a toujours fourni les meilleurs résultats. On prescrit d'abord des gargarismes et des bains de bouche avec une solution iodo-iodurée chaude, que l'on répète quatre à cinq fois par jour. Matin et soir, on badigeonne le fond de la gorge avec un mélange de parties égales de glycérine, de teinture de gaïac et de capsicum (pinceau recourbé). Lorsque de grosses granulations résistent à ce traitement, il ne faut pas hésiter à les détruire à l'aide du galvano-cautère, après anesthésie préalable avec la cocaïne : ces cautérisations ne doivent pas être renouvelées avant quinze jours d'intervalle. J'ajoute encore au traitement : des pulvérisations phéniquées prolongées dans l'arrière-gorge, avec le pulvérisateur à vapeur ; des lavages naso-pharyngiens avec le siphon de Weber et un litre d'eau tiède (matin et soir) tenant en dissolution 20 grammes de borate de soude et 5 d'acide salicylique ; enfin, les poudres et pommades dermatolées, mentholées et cocaïnées introduites dans les fosses nasales.

A l'intérieur, je prescris, tous les matins, dans une tasse de lait, une cuiller à café du mélange :

> ℞ Eau de laurier-cerise . . 200 grammes.
>   Hyposulfite de soude . . . 25 —
>   Arséniate de soude . . . 20 centigr.
>   M.

et, avant chaque repas, X à XV gouttes de la mixture :

> ℞ Teinture de cubèbe . . . 20 grammes.
>   — d'ipéca. . . . . . 10 —
>   Ammoniaque liq. . . . . 5 —
>   Essence de menthe poivrée 1 —
>   M.

A prendre dans 1/4 de verre d'eau.

Il faut aussi soigner l'atonie de l'estomac

et surtout la constipation, qui compliquent souvent les granulations et accentuent les poussées congestives de la gorge. Les frictions alcooliques, massages, bains sulfureux, donnent ici d'excellents résultats, ainsi que les bains et douches de pieds, qui rétablissent la circulation. La vie au grand air est de rigueur, avec l'exercice physique sous toutes les formes : on évitera, toutefois, les changements thermiques brusques et les climats humides, surtout le bord de la mer, si néfaste aux neuro-arthritiques. L'origine diathésique des granulations nous explique enfin pourquoi les cures d'eaux possèdent contre cette manifestation pharyngée un pouvoir thérapeutique si souvent décisif : les eaux sulfureuses (calciques ou sodiques) chaudes sont celles que je préfère toujours, à l'exemple, du reste, des spécialistes les plus autorisés.

C'est surtout pendant les saisons froides

et humides que les arthritiques souffrent d'irritations aiguës de la gorge.

Le refroidissement diminue en effet, la résistance normale des amygdales, du pharynx et du larynx, et favorise l'action des microbes. Les bains sulfureux et salins, les frictions alcooliques, la douche froide de pieds, et surtout la vie au grand air, sont les grands moyens préservatifs des angines.

Lorsque la gorge est gonflée, et que la déglutition devient douloureuse, il y a généralement concomitance d'un peu de fièvre et d'embarras gastrique ; parfois aussi, l'enrouement et le rhume de cerveau viennent compléter le *scenario*, surtout si l'inflammation catarrhale est d'origine grippale, ce qui est loin d'être rare. Lorsque les cordes vocales sont prises, il s'agit souvent de granulations enflammées. Le meilleur est, alors, d'apaiser l'inflammation par des gargarismes avec une cuillerée à café de chlorate de soude dans un verre d'infusion chaude de menthe poivrée. On guérira, ensuite,

les granulations par les badigeonnages au jus
de citron, à la teinture d'iode mentholée, ou
mieux avec le galvano-cautère du spécialiste.

On diminue très bien la douleur et la difficulté d'avaler, en pratiquant des badigeonnages
à l'aide d'un pinceau recourbé, imbibé de glycérine cocaïnée au dixième.

Contre l'état fébrile qui accompagne les angines, je donne, toutes les deux ou trois heures,
un cachet avec 0,10 de quinine et 0,60 de
salol; contre l'embarras gastrique, une bouteille de limonade purgative. Dans le cas où
des plaques blanches apparaissent dans la
gorge, je conseille les pulvérisations et les
gargarismes avec

Glycérine 60
Teinture de gaïac 20
Teinture de capsicum 10
Résorcine. 4
Acide salicylique. 2

　　　　　　　　　　　　M. S. A.

Une cuillerée à café pour un demi-litre de

décoction chaude de guimauve et de pavots.

Les personnes sujettes à l'urticaire ont, assez fréquemment, des plaques ortiées dans la gorge ; c'est une variété d'angine, brusque et douloureuse, apparaissant sous l'action ordinaire de fermentations digestives anormales.

Les gargarismes avec le bicarbonate de soude mélangé d'acide borique (cuiller à café de chaque pour un demi-litre d'infusion chaude de ronces), les lavements purgatifs, les compresses d'alcool camphré au-devant du cou, ont promptement raison de cette pénible éruption interne, assez sujette à récidives.

En cas d'abcès de l'amygdale, l'incision précoce est encore la meilleure méthode pour éviter les complications : toutefois, il n'est pas rare de voir l'abcès s'ouvrir et le pus s'évacuer par l'administration d'un simple vomitif. Cette antique médication a aussi l'avantage de rétablir, du même coup, les fonctions digestives, assez souvent compromises par l'amygdalite. Pour éviter les récidives, et empêcher les lacunes ou cryptes amygdaliennes (avec concrétions jaunâtres et caséeuses, causes fréquentes de fétidité buccale), il est nécessaire de se gargariser, matin et soir, avec XX gouttes du mélange du mélange suivant dans un demi-verre d'eau :

    Teinture de cachou 45
    Chloroforme 15
    Acide phénique neigeux 8
    Essence de sauge 2
                                  M.

Enfin, dans les herpès de la gorge et de la bouche, je recommande les lavages et les gargarismes avec l'infusion de serpolet additionnée, par litre, d'une bonne cuillerée à dessert d'hyposulfite de soude.

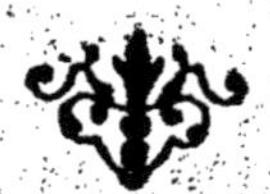

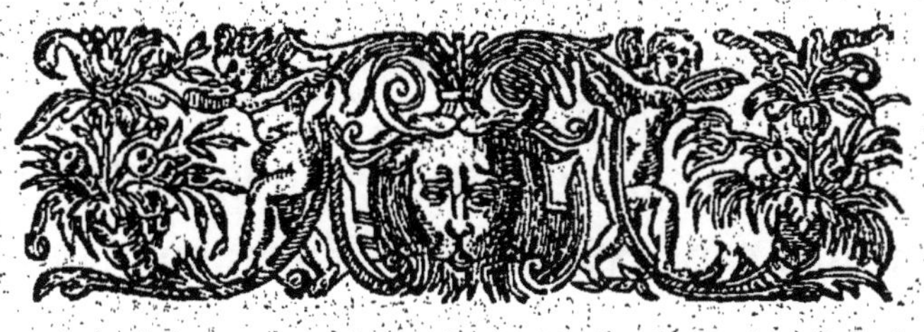

CHAPITRE XXI

L'ASTHME ET SON TRAITEMENT

L'ASTHME est une névrose convulsive du poumon, caractérisée par une oppression soudaine et transitoire, dont les attaques éclatent presque toujours dans la nuit. Le malade s'est couché bien portant : une subite anxiété le réveille en sursaut. Comme mû par un ressort, il se dresse sur son séant, avec les affres d'une gêne respiratoire des plus intenses. Sa respiration siffle ; son visage, gonflé et bouffi, a été comparé par Arétée au visage de celui qu'on étrangle. La peau est couverte de sueurs. Fréquemment, l'asthmatique se met aux fenêtres pour humer avidement l'air

frais. Au bout de deux heures environ, la crise
se termine par l'expulsion d'urines abondantes,
l'expectoration de quelques crachats et la re-
prise du sommeil.

La journée suivante se passe sans oppression. Le malade se couche, mais est, de nou-
veau, réveillé par une crise d'étouffement, un
peu atténuée. Les crises continuent ordinairement pendant huit à dix jours, en diminuant
graduellement de longueur et d'intensité.
L'ensemble de ces crises constitue ce qu'on
appelle un *accès*. Cet orageux tableau morbide
ressemble étrangement à celui de la goutte
aiguë et cette analogie seule nous ferait pres-
sentir l'origine neuro-arthritique de l'asthme :
invasion toujours nocturne, calme parfait suc-
cédant à une dramatique tempête...

Comme le goutteux pour ses articulations,
l'asthmatique, d'ailleurs, n'est pas sans conserver en sa poitrine les sensations morbides
de chaleur et de picotements, accompagnées,
parfois, de toux quinteuse et de voix éraillée :

ces symptômes sont évidemment dus à un état congestif des voies respiratoires, état qu'il est rationnel de combatre à l'aide des préparations d'ipéca, de polygala, de belladone.

Les accès d'asthme alternent volontiers avec les attaques de goutte, de sciatique, de migraine, les poussées d'eczéma, d'urticaire, d'hémorroïdes, les crises de gravelle, de dyspepsie ou de coliques hépatiques. Nul doute que la richesse du sang en acide urique, ainsi que les fermentations acides qui se passent dans le milieu intérieur des arthritiques, ne soient ici en cause. Quoi qu'il en soit, le surmenage corporel et psychique, les fautes de régime, l'alimentation carnée intensive, l'abus du vin et de la bière, l'atonie de l'estomac et de l'intestin, la brusque suppression des fonctions cutanées, entraînent souvent les accès d'asthme, qui nous apparaissent comme une sorte de décharge urique sur les bronches ou plutôt sur les expansions nerveuses présidant au bon fonctionnement de l'arbre aérien. A ce point de vue, l'examen des sédiments urinaires m'a souvent averti de la proximité des crises d'oppression.

L'asthme se plaît à frapper les sommets sociaux et intellectuels : véritable goutte viscérale, il menace surtout les arthritiques qui n'ont pas su respecter leurs manifestations articulaires. L'hérédité joue, d'ailleurs, un rôle des plus importants pour l'éclosion du mal, plus commun à l'âge adulte, mais qui atteint souvent l'adolescence et même l'enfance.

On reconnaît aisément un asthmatique confirmé à sa poitrine en carène et à son visage violacé. Les creux claviculaires sont ordinairement remplis et le thorax accuse une sonorité exagérée à la percussion.

Parfois, l'asthme se borne à quelques crises d'éternuement, survenant de préférence le matin au réveil. Il s'agit évidemment d'une variété de spasme nerveux limité aux fosses nasales. C'est à tort que l'on a espéré le guérir par une action thérapeutique exclusive de rhinologie. Bien que les lavages de Weber et les pommades salolées-mentholées apportent aux symptômes un grand adoucissement, le traitement général reste obligatoire, dans ces formes atténuées de l'asthme, que, pour ma part, j'ai toujours considérées comme étroitement satellites de la diathèse urique.

Pendant la crise d'asthme, il faut donner au malade, en le couvrant bien, le plus d'air possible et lui administrer, toutes les cinq minutes, une cuiller à café d'un mélange, par parties égales, des trois sirops thébaïque, d'éther et de tolu. On lui met, en même temps, des sinapismes aux cuisses et des ventouses sèches ou scarifiées sur la poitrine. Enfin, on lui fait respirer des gouttes d'iodure d'éthyle ou des vapeurs de pyridine et on lui fait avaler un verre d'Hunyadi Janos. On abrège ainsi considérablement la durée pénible de la crise dyspnéique. J'ai pu conseiller aussi, avec succès, le sac de glace en la région sternale et les pulvérisations de

liqueur d'Hoffmann sur la colonne vertébrale. Je redoute la piqûre de morphine,
bienfaisante, mais dangereuse sirène : l'asthmatique, toujours doublé d'un névropathe,
étant éminemment prédisposé à la morphi-
nomanie.

Dans l'intervalle des crises, il faut donner,
pendant au moins huit à dix jours de suite,
une cuillerée à soupe, matin et soir, de la
mixture suivante : sirop iodo-tannique, 300
grammes; iodure de calcium, 15 grammes;
sulfate de spartéine, 1 gramme. Il faut décon-
seiller les poudres combustibles à base de
datura, dont l'abus provoque des céphalées et
du délire hallucinatoire. Dans la variété
d'asthme dénommée « asthme de foin » (*hay
fever*), qui aime tant les arthritiques, il faut
ordonner l'antipyrine à l'intérieur et les badigeonnages du rhino-pharynx avec la cocaïne.

Rappelons que certaines conditions sont
capables de favoriser les accès d'asthme : le
vent, l'humidité, l'altitude, les chaleurs ora-

geuses, les odeurs des roses, du mimosa, du foin coupé, les vapeurs et les fumées d'asphalte, de tabac, les poussières végétales de la campagne et principalement le pollen de l'absinthe romaine, constituent des causes provocatrices souvent remarquées. Les polypes et les végétations des fosses nasales, les congestions érectiles périodiques des cornets du nez jouent aussi un rôle certain, quoique exagéré par les spécialistes. Enfin, les mauvaises digestions et les excitations érotiques prédisposent, à coup sûr, également aux accès d'asthme.

Le meilleur traitement préventif consiste à domestiquer, en quelque sorte, la susceptibilité nerveuse, par le moyen de l'hydrothérapie (des douches écossaises, surtout), des frictions vives, du massage et de l'électricité statique. Je conseille aussi les fréquents lavements avec l'infusion chaude de valériane, l'application de lainages sur la peau et le port habituel de sachets contenant de l'iode et du carbonate d'ammoniaque. Vingt jours par mois, je prescris, chaque matin, dans du lait, 5 à 10 milli-grammes d'arséniate de soude. Je conseille aussi les bains d'air comprimé, les inhalations d'oxygène, les bains de Barèges artificiels et surtout les cures sulfureuses thermales.

Rien ne contribue à la guérison de l'asthme autant que la vie régulière, sobre et ponc-tuelle, tempérante et continente. « La santé, comme la fortune, retirent leurs faveurs à ceux qui en abusent, » déclare Saint-Evremond. Au contraire, les émotions vives et répétées, dont le choc est si néfaste aux névropathes, aggra-vent les crises d'oppression.

Je me suis toujours bien trouvé d'exiger de l'asthmatique un régime alimentaire sévère, essentiellement constitué par le laitage, les légumes verts, les viandes blanches, répartis en quatre repas peu abondants, surtout le soir. Les aliments riches en ptomaïnes (gibier, fro-mages, conserves), le café, le thé et le tabac, doivent être absolument prohibés. En cas d'atonie de l'estomac, fréquente complication de la maladie asthmatique, je donne, avant chaque repas, 1 milligramme d'arséniate de strychnine et, après chaque repas, V gouttes d'acide chlorhydrique médicinal dans un tiers de verre d'eau.

Pour détails complémentaires, on consultera avec profit mon livre *Maladies de la Respiration*.

CHAPITRE XXII

LES TROUBLES DU CŒUR
CHEZ LES ARTHRITIQUES

Les lésions organiques de la texture du cœur succèdent, le plus souvent, à des endocardites, survenues au cours d'un rhumatisme articulaire aigu. Mais l'hypertrophie musculaire de l'organe central de la circulation est aussi due à l'athérome, sorte de *rouille vitale*, qui, en compromettant l'élasticité artérielle, impose au cœur un travail de suppléance exagéré et le force ainsi à grossir, pour pouvoir accomplir sa besogne. L'athérome, souvent sénile, est fréquemment aussi engendré par des excès alcooliques, surtout chez les sujets congestifs et pléthoriques. Les grandes et vives passions de l'âme, qui gonflent et activent la circulation, doivent enfin produire, fatalement, des altérations dans ce muscle paradoxal dont parle Cl. Bernard, qui bat avant l'apparition du premier rudiment nerveux, et jusqu'à la mort, de son rythme involontaire et régulier : *primum vivens et ultimum moriens* de l'économie animale...

Les contusions de la région précordiale peuvent-elles donner naissance à des lésions cardiaques ? Bien que certains auteurs le nient, il est incontestable qu'on peut voir des *insuffisances du cœur* provoquées par un choc violent, coup de timon, balle de revolver... Le traumatisme est surtout dangereux chez les sujets d'un certain âge et, par conséquent, suspects d'athérome ou d'artério-sclérose.

L'artério-sclérose (endurcissement des artères) est, pour moi, la cause la plus commune et la plus avérée des troubles fonctionnels du cœur. Elle apparaît couramment, chez les

arthritiques, goutteux, rhumatisants, diabétiques, dont le sang charrie un excès habituel
d'acides urique ou lactique. Les abus de la
table, la suralimentation journalière (si commune à une époque où Dieu, c'est le Ventre),
un régime alimentaire riche en ptomaïnes et
en matières extractives (bouillon, extraits de
viande, gibiers, chairs saignantes, charcuterie,
poissons, mollusques, crustacés, conserves,
fromages fermentés), l'abus des boissons distillées et fermentées (de moins en moins naturelles, hélas !) voilà les causes ordinaires de
l'artério-sclérose, maladie essentiellement progressive, due à l'accumulation et à l'absence
d'élimination des déchets toxiques de notre
milieu nutritif. A côté de ces causes évitables,
il en est de fatales, ou à peu près : l'âge, les
maladies capables de perturber la crase du sang,
et, parmi elles, la syphilis, qui est peut-être la
plus infectieuse pour le cœur, puisqu'elle entraîne dans les vaisseaux sanguins une inflam-
matic chronique suivie à bref délai de défor-

mations et de dégénérescences. L'artério-sclérose est rare, d'ailleurs, avant quarante ans, sauf chez les sujets marqués d'une infériorité vitale héréditaire, avec débilité congénitale des tissus.

C'est, en somme, une des nombreuses variétés du ralentissement nutritif: peu à peu, ce mal envahit et adultère le réseau vasculaire, cause l'oppression, les vertiges, les maux de tête, l'insomnie et les spasmes thoraciques, si communs chez les goutteux quinquagénaires. L'obésité expose surtout à des irrégularités, à des intermittences dans les battements, et la mort par le cœur n'est point rare chez les obèses. On conçoit que, surchargé de graisse (*cor adipe obrutum*, disaient les anciens), le muscle de la circulation devienne insuffisant, efflanqué, et que si vous lui demandez un effort, il vous réponde en battant (comme on dit) la *breloque*, c'est-à-dire en palpitant avec une véritable folie.

L'épuisement musculaire du cœur arrive

également par le surmenage physico-mental,
les émotions vives, les excès du travail intellectuel et des préoccupations psychiques. Mais
j'accuse ici surtout de fertiliser les troubles
fonctionnels, la dépression nerveuse, habituelle et chronique, entretenue par les chagrins à répétition, les deuils de famille, l'amour
malheureux, l'ambition déçue... Qui n'a ouï
parler des palpitations nerveuses qu'entraîne
chez les jeunes médecins, la terreur d'affections morbides journellement étudiées ?

C'est surtout chez les arthritiques nerveux
et chez les neurasthéniques descendants de
goutteux, que l'on voit l'élément névralgique
affecter les nerfs du cœur, au point de faire
éclater de véritables accès d'angine de poitrine,
dont le pronostic (je me hâte de le dire ici)
est presque toujours favorable *lorsque le malade
est convenablement soigné*. A ces blessés de la
vie, il faut se hâter d'interdire, dans la mesure
humainement possible, les traumatismes mo-
raux, les réunions bruyantes, les agitations des

affaires et de la politique. Chez un banquier, doublé d'un politicien, j'ai obtenu la guérison, en quelques mois, d'une névralgie cardiaque goutteuse, aussi intense que rebelle, par le séjour à la campagne, la suppression des lettres et des journaux et la simple prescription de courants continus dans la région du thorax. Bien que menaçant rarement l'existence, les troubles fonctionnels cardiaques de cet acabit, surtout lorsqu'ils sont accompagnés d'un cortège de douleurs névralgiques, empoisonnent de craintes et de préoccupations les malades et leurs familles.

La croissance est assez coutumière de déterminer des battements de cœur et des troubles circulatoires, poussés parfois jusqu'à une réelle (mais transitoire) hypertrophie de l'organe. Chez les jeunes filles, notamment, au moment délicat de la crise pubérale (et pour peu que l'anémie et le nervosisme se surajoutent à un incomplet développement de la cage thoracique), on voit survenir, sournoisement, d'inquiétantes perturbations circulatoires, accompagnées d'idées fantasques et mélancoliques. L'iodure de fer, le quinquina, et surtout l'huile de foie de morue, constituent les remèdes qui guérissent ces fausses affections du cœur. Mais il ne faut pas oublier que les palpitations rebelles signalent, assez souvent, chez les jeunes gens, les débuts de la phtisie : à cet égard, il sera bon d'interroger l'hérédité, dont les enseignements nous trompent rarement.

Chaque période de la vie féminine, puberté, mariage, puerpéralité, âge critique, peut marquer l'occasion et le point de départ d'affections du cœur, bien décrites par Kisch, de Prague. Depuis longtemps, du reste, les recherches démographiques de notre compatriote Tourdes avaient prouvé que *la femme meurt surtout par le cœur*. Toutes les périodes de sa vie (où elle devient successivement jeune fille, épouse, mère, et où elle cesse enfin d'exister comme femme) exercent, sur les fibres motrices et sensitives de son muscle cardiaque, des secousses néfastes, surtout dans les classes aisées, où règnent l'apathie pelvienne et l'irritabilité nerveuse, mères des congestions ovariques. Chez la femme, les battements du cœur, lorsqu'ils surviennent vers la quarantaine (cap des tempêtes), s'accompagnent souvent de battements épigastriques. C'est en vain qu'elles cherchent à en triompher par le moyen des purgations ou des toniques. Je dirai bientôt comment on doit diriger, rationnellement, la médication, assez complexe, des troubles fonctionnels du cœur.

Dès que le rythme cardiaque se trouve détraqué, on observe, ordinairement, une exagération impulsive de l'organe. Les palpitations sont fréquemment causées par l'augmentation de la tension artérielle : parfois même, les artères deviennent dures et tortueuses. Après les repas, surtout, l'épigastre et le sternum sont pesants et comme serrés. L'oppression, l'étranglement et l'angoisse sont, parfois, poussés jusqu'au vertige syncopal. Mais, souvent aussi, ce sont les émotions morales qui déterminent la plus grande détresse cardiaque. Enfin, pendant la marche, surtout ascensionnelle, le sujet s'essouffle et son cœur bat tumultueusement.

Il est rare alors qu'un jour se passe sans sensations, plus ou moins prononcées, de névralgies intercostales, depuis le simple chatouillement jusqu'au fulgurant coup de poignard, avec sensation déchirante au cœur. Lorsque les accès de palpitations deviennent désordonnés, il ne s'agit, le plus souvent, que d'une perturbation passagère (de quelques minutes à quelques jours) survenue dans l'innervation motrice du cœur. Dans l'intervalle des accès, du reste, la santé générale est parfaite.

Les étourdissements, bourdonnements d'oreilles, douleurs thoraciques et renvois gazeux inodores précèdent, d'ordinaire, les crises tumultueuses : celles-ci se terminent par des sudations abondantes. Il existe, on ne l'ignore point, de vives sympathies fonctionnelles et de grandes corrélations morbides entre le cœur et l'estomac, lors même que le foie vasculaire semble anatomiquement sain. Le teint reste frais et coloré; l'auscultation ne décèle aucune lésion, et les malades, taxés d'imaginaires, restent tout de même en proie à leurs accès de névrose anxieuse et pénible. Alors, soignez l'estomac d'abord; puis interrogez avec soin les commémoratifs. Le client vous dira que, de longue date, il a éprouvé des préoccupations psychiques et des obsessions hypocondriaques au sujet de sa santé; qu'à diverses reprises, il a souffert de douleurs erratiques, dans le dos ou le sternum, de sensations diverses de crampes, fourmillements et fatigues thoraciques; qu'il a eu, par le tact ou par l'ouïe, la sensation fréquente de chocs isochrones aux battements de son cœur (cause puissante d'insomnie et d'inquiétude). Quant aux contractions violentes et paroxystiques, dont l'irradiation cervico-brachiale rappelle la terrible angine de poitrine, elles sont fréquemment causées par un état de nervosisme ou d'hystérie, prenant racines dans une hérédité du côté maternel.

C'est dans cette période de la vie que Dante appelle « le milieu du chemin » que l'on voit naître et se dessiner ces états neuro-arthritiques. Mais il est toute une symptomatologie avant-courrière des accidents et nous devons savoir, médecins, la dépister de bonne heure, pour être, au maximum, utiles à nos clients.

Comment prévenir les troubles fonctionnels cardiaques, d'origine arthritique ? Il faut, d'abord, éviter la sédentarité, la vie gourmande et facile ; mettre un frein sévère aux abus de l'alimentation azotée ; adopter un régime plus végétal qu'animal ; supprimer le vin pur, le thé et les liqueurs, mais surtout le tabac, poison du cœur des goutteux ; ne prendre du café qu'à très petites doses et introduire largement le lait et le raisin dans l'alimentation. On évitera tout repas copieux et tout aliment riche en toxines, ainsi que les stimulants et condiments qui échauffent, les bains chauds et de vapeur qui congestionnent. On recherchera, avant toute chose, la plus grande pureté de l'air : car rien n'est plus nuisible au cœur qu'un local mal ventilé. On s'efforcera d'habiter à la campagne, dans un climat relativement constant, abrité contre le vent; on entretiendra (tout en évitant les causes de refroidissements) la plus parfaite aération de la chambre à coucher.

Je suis persuadé, pour ma part, que, même dans les cas de lésion valvulaire caractérisée, il est loisible, grâce à une bonne hygiène, de parcourir encore une vie longue et utile : mais il faut maintenir la force du cœur; lui éviter les défaillances et les ruptures de compensation capables de le faire manquer à sa tâche perpétuelle. Ainsi agissent, comme méthodes de renforcement du muscle cardiaque, la gymnastique suédoise et les pratiques spéciales de la « cure de terrain »,

si bien codifiées par Œrtel et Schweninger :
tous nos lecteurs savent que ces pratiques
résident simplement dans des marches sur
terrains en pente, marches graduées comme
durée et comme rapidité.

On favorisera toutes les éliminations physiologiques par le moyen des purgations (aux
grains de Vals, pour dégorger le foie), des
diurétiques (lait bicarbonaté), des bains alcalins tièdes, des frictions à l'alcool et de l'hydrothérapie, qui, bien conduite, m'apparaît
surtout comme le suprême modificateur constitutionnel. Dans les dilatations avec insuffisances musculaires, outre l'exercice au grand
air, je recommande volontiers les bains avec
2 kilogrammes de sel marin, 500 grammes
de bicarbonate de soude et 300 grammes
d'acide tartrique : cette formule, imitée de la
composition naturelle des bains carboniques
et chlorurés de Nauheim, m'a déjà rendu de
grands services contre les cardiopathies des
goutteux. Je conseille, enfin, de se méfier du

massage thoracique, que j'ai vu entraîner des accidents sérieux.

En refoulant le diaphragme, la présence des gaz intestinaux est une cause, assez commune, de troubles cardiaques ; je recommande, avant chaque repas, X gouttes d'un mélange des teintures de rhubarbe et d'ignatia, à parties égales, et cela me suffit, souvent, pour rétablir l'équilibre de l'hydraulique circulatoire, en prescrivant, bien entendu, un régime alimentaire causant le *minimum* de fermentations.

Longtemps continués, les iodures alcalins à faibles doses (25 centigrammes par jour) facilitent la déplétion artérielle : on les alterne avec les pilules de scille et de scammonée, de spartéine et convallaria. Aux syphilitiques, le mercure ; aux goutteux anémiés, l'acétate double de fer et d'ammoniaque (Billings); quant à la digitale, type des toniques du cœur, elle n'est indiquée que si à la faiblesse du myocarde s'ajoutent les intermittences et l'arythmie.

Contre les accès de palpitations, je recommande les pulvérisations de teinture de digitale dans la région du cœur ou l'application du sac de glace, avec interposition d'un linge fin humide. Je donne à boire, en même temps, du café glacé, sucré avec du sirop de codéine. Si la faiblesse musculaire du cœur s'accompagne de dyspepsie, la prescription de l'arséniate de strychnine est rationnelle : on recommandera aussi d'éviter les émotions et efforts après les repas, qui déterminent des spasmes dans le système vasculaire. Contre les douleurs intercostales, j'aime à conseiller les frictions d'opodeldoch additionné de 5 p. 100 d'acide salicylique.

Les personnes souffrant de troubles fonctionnels au cœur doivent faire du repas de midi leur principal repas. Le soir, elles se borneront à prendre un demi-litre de potage au lait, un œuf, une purée de légumes, du pain grillé et quelques fruits. Chez les obèses, la réduction des boissons est absolument indispensable : elle diminue le travail du cœur, qui n'est plus obligé de mouvoir une masse de liquide et de lutter sans trêve contre l'élévation de la pression vasculaire. Le régime du lait est, d'ailleurs, indispensable, si l'estomac et l'intestin sont malades, s'il y a indication de rapide déplétion du système veineux, s'il existe des propensions aux œdèmes. Le lait réduit à son minimum l'apport des toxines organiques ; le lait active les émonctoires et décongestionne les viscères ; le lait permet au cœur irrité de reprendre haleine. Le lait est par excellence l'agent de spoliation et de dépuration organiques : ses bons effets ne tardent guère à se traduire par un augment d'énergie dans les contractions du cœur et par un mieux-être manifeste. Il se digère merveilleusement, coupé de Vals-Précieuse.

Lorsqu'on souffre du cœur, il faut porter des vêtements peu serrés, incapables d'entraver le jeu du thorax ; supprimer les bretelles, les corsets, les ceintures, les jarretières ; se coucher, la nuit, sur le côté droit, afin d'éviter la compression du cœur par l'estomac ou par le foie. On supprimera aussi l'habitude du tabac : le renoncement total est, ici, plus facile que la modération. *Memento vivere !*

Il est enfin une recommandation qui s'adresse spécialement aux médecins : qu'ils s'efforcent de donner à leurs malades la foi dans leurs formules et l'espoir dans la cure. L'action du moral sur le cœur est trop évidente pour que j'insiste sur la nécessité de cette médication morale. Que de cardiaques sont morts prématurément, parce que la médecine ne leur avait point assez célé ses alarmes ! Et l'optimisme stéréotypé est ici de mise, non pas seulement auprès des vrais cardiaques, atteints d'insuffisance ou de rétrécissement valvulaires : il s'impose (peut-être plus encore) auprès des faux cardiaques, goutteux ou arthritiques, souffrant de troubles fonctionnels et nerveux dans le myocarde. Car ce ne sont pas ces derniers qui souffrent le moins : ce ne sont pas non plus les moins démoralisés ! Les nerveux broient toujours du noir et trouvent toujours moyen d'extraire, de chaque événement de leur vie, la plus forte dose de poison.

Lauder-Brunton croit possible de modifier le caractère irritable de ces malades. Il a reconnu qu'en administrant 1 gramme de bicarbonate de potasse associé à 50 centigrammes de bromure de potassium, on obtenait d'excellents effets chez les goutteux dont l'approche de l'accès a modifié le caractère.

Dans certaines affections du cœur à leur début, le patient présente des symptômes d'irritabilité psychique qui précèdent les accidents organiques proprement dits. Dans les cas de ce genre, il faut, selon le praticien d'outre-Manche, associer le salicylate de soude au bromure.

Je suis assez porté à croire, pour ma part, que l'on abuse un peu de l'iode et des iodures, assez souvent mal supportés : les maîtres de la médecine sont tous, actuellement, assez *iodomanes* et il est bon, en thérapeutique, d'éviter l'iodomanie, surtout chez les cardiaques nerveux, dont la pression artérielle se déprime trop facilement.

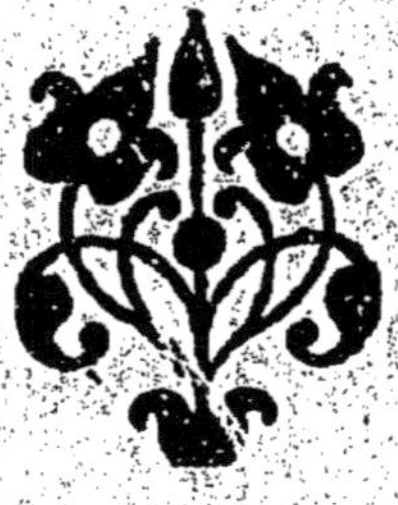

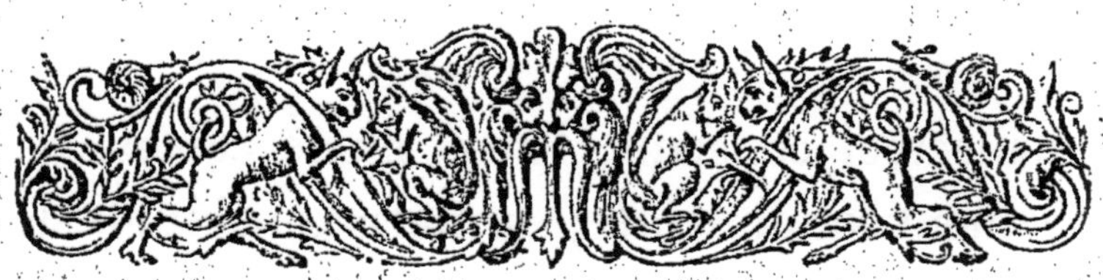

CHAPITRE XXIII

LA gravelle urique n'est, véritablement, que la localisation rénale de la goutte. L'arthritique, dont toutes les humeurs tendent à l'acidité, précipite de son sang l'acide urique et les urates : à leur contact, les reins s'irritent, la vessie devient *nerveuse* (comme disent pittoresquement les médecins anglais), et, dans la décharge urinaire, des concrétions ne tardent pas à apparaître.

Alimentation abondante et défaut d'exercice : telles sont les raisons incontestées de la diathèse urique. Mais la gravelle reconnaît parfois des causes plus précises : le surmenage intellectuel constant, l'abus d'une cuisine richement condimentée, la néfaste habitude de manger vite et mal, et surtout l'imparfait ou défectueux fonctionnement du tube digestif, et notamment du foie, dont la mission est l'élaboration ultime des substances azotées et l'opération vitale de l'assimilation proprement dite.

Les grands esprits (Montaigne, Michel-Ange, Cromwell, Louis XIV, Napoléon) sont souvent tourmentés par la gravelle, même sans avoir eu de goutteux dans leur ascendance. Citons aussi comme ayant souffert de la pierre, Innocent XI, Boileau, Bacon, Bossuet, Newton, Colbert, Marmontel, d'Alembert, Buffon, Chamfort; et les médecins Fagon, Barthez, Hallé, Nysten, Lisfranc, Antoine Dubois et Burggraëve.

Une activité cutanée insuffisante (climats humides) favorise puissamment ce mal diathésique : voilà qui explique sa fréquence en Hollande et en Angleterre, pays où l'on fait, d'ailleurs, de si grands abus de viande. L'acide urique étant, en quelque sorte, comme le fumeron de la combustion incomplète des albuminoïdes, la gravelle nous apparaît comme une des formes, si variées, du ralentissement nutritif. D'ailleurs la dyspepsie précède souvent de loin la gravelle, comme si, en viciant la nutrition, elle compromettait la constitution du liquide urinaire.

D'abord simplement sédimenteuse, l'urine de la diathèse urique devient graduellement sablonneuse, graveleuse, pour arriver parfois à recéler des calculs, des cailloux, de véritables pierres. Le malade éprouve, en urinant, une habituelle cuisson vésico-urétrale. Son vase dépose un sable pailleté rouge brique et adhérant : simultanément, on n'observe guère comme symptômes que certains troubles digestifs, du nervosisme hypocondriaque, un sommeil léger et parfois des éruptions de furoncles.

Cependant, un beau (ou vilain) jour, éclatent des phénomènes dramatiques : la colique néphrétique se déclare. Cet accès (d'une durée d'une demi-heure à deux jours) est toujours précédé de lourdeur lombaire, d'une sorte d'endolorissement général du tronc, avec quelques fourmillements et chatouillements de vessie, plus insolites que d'habitude. La colique survient, par suite d'une fatigue ou d'un excès : une douleur rénale, vive et déchirante, angoissante et constrictive, s'irradie des lombes au bas-ventre et aux cuisses. Pâle et défait, terrifié et en sueur, le malade se courbe en deux, par la violence de la crise : il accuse un état nauséeux, avec vertiges et vomissements; il se plaint de la torture épouvantable qu'il ressent. Son pouls est petit et misérable, ses extrémités sont froides et des tendances à la syncope se manifestent volontiers. Puis, tout rentre dans l'ordre, par l'expulsion d'une boue urinaire sanglante, où apparaissent quelques graviers plus ou moins volumineux. Pouvoir étrange, que celui qui consiste à extraire des substances minérales d'un milieu essentiellement organisé!

Le traitement de la colique néphrétique consiste dans un long bain tiède, alcalino-amidonné, le régime lacté absolu, les lavements de chloral à 4 grammes. Je suis peu partisan des injections de morphine, parce qu'elles prolongent les accès, tout en calmant la douleur des crises.

Quels sont les signes qui notifient la présence d'un calcul dans la vessie? Ce sont les fréquentes envies d'uriner, surtout à la suite de mouvements; la douleur heurtante et cahotante, que procurent un déplacement brusque ou une voiture mal suspendue; la présence du sang dans les urines habituellement, et surtout les impressions directes que l'on éprouve par l'intervention de la sonde.

Voilà le *calculus carnifex* dont parle Erasme.

Ch. de Massac (1605) a fait, en vers, une description de la colique néphrétique, assez exacte pour être reproduite ici.

Il nous décrit :

> ...., Ce mal si douloureux,
> Qu'on prend, souvent trompeur, pour la simple colique ;
> Qui, furetant, enfin, se transporte, lubrique
> Es membres plus douillets et pressant, sous la peau,
> Les membranes, dissout bras et jambes, bourreau
> Qui ne se reconnait, en sa lourde nature,
> Par signes de couleur, de chaleur ni d'enflure !

Maintenant que faire, une fois dissipé l'orage néphrétique, effort éliminateur naturel si douloureux, que faire, pour empêcher la néoformation graveleuse et, partant, l'apparition de nouvelles coliques ?

Manger modérément, éviter la bonne chère, réduire l'apport azoté : c'est ainsi qu'on triomphe du vice nutritif de la diathèse. Les grands mangeurs et les grands buveurs ne guérissent point. Il faut surtout éviter les viandes noires (bœuf, canard, oie, etc.), et compactes (porc), le gibier (à pattes, principalement), les abats de la boucherie, riches en nucléine et producteurs attitrés d'acide urique (ris de veau, tripes, foie, rognon, cervelle, etc.). Pas de cuisine luxueuse ni de sauces recherchées : mangeons les viandes *nature*, grillées ou rôties (agneau, veau, chevreau, poulet, dindon, lapin, perdreau frais). On évitera les ragouts, fritures, sauces au beurre noir et au vin; comme poissons, le goujon, la sole, la limande, le merlan, le turbot, le hareng, la morue et la sardine (frais, bien entendu), la carpe, la raie, le brochet et, comme batraciens, la grenouille, conviennent au régime des graveleux. Le lait et les soupes au lait, les œufs frais (un ou deux par jour), le fromage à la crème : voilà encore des amis de l'estomac et des voies urinaires. Il faut exclure les bouillons et extraits de viandes, riches en bases xanthiques.

Le pain doit être très cuit et très rassis, fréquemment suppléé par des pommes de terre en robe; le tapioca, le sagou, l'arrowroot, la châtaigne, conviennent surtout parmi les farineux, dont il faut être sobre. Presque tous les légumes verts (radis, salsifis, choux-fleurs, carottes, oignons, poireaux, artichauts cuits, épinards, chicorée et laitue, cuites au lait et au beurre); les pommes, poires, fraises, prunes (si riches en acide benzoïque), pêches, cerises douces, raisin, figues fraîches et tous les autres fruits *cuits* sont recommandables.

Ce qu'il faut éviter, par-dessus tout, c'est, comme je l'ai déjà dit, la succulence des mets : ce qu'il faut rechercher, ce sont les préparations simples. Le graveleux s'abstiendra complètement de salaisons, conserves, mollusques, crustacés, poissons à chair graisseuse et rouge; parmi les légumes, il évitera les asperges, haricots verts, champignons et truffes, concombre, cresson, tomate, oseille, céleri, gingembre; les fruits aigres et acerbes (citron, groseille, ananas, nèfle, sorbe, coing); les fruits secs (figue et pruneau), les fromages fermentés.

Il s'abstiendra de vins rouges généreux, de vins de liqueurs, de vins mousseux, de bières fortes, de cidres mousseux (le cidre ordinaire semble favorable, si l'estomac le supporte bien). Le café, le thé, le chocolat et l'alcool doivent être pris en minime quantité. La médecine travaille ainsi à détruire le mal que font les cuisiniers, quoique opérant, dit Diderot, avec infiniment moins de certitude.

Le graveleux doit laver ses reins par des boissons aqueuses abondantes : tisanes d'arenaria, de chiendent, de queues de cerises, d'uva ursi, de barbes de maïs, de feuilles de frêne, etc., capables de rincer et de lessiver, en quelque sorte, l'égout collecteur de l'économie. La tisane de pommes et de raisin sec riche en acides hippurique et benzoïque, est celle que je conseille de préférence : elle n'a pas besoin de sucre pour être agréable.

Comme médicaments, je donne, à chaque repas, deux mesures de benzoate de lithine et 3 perles d'essence de térébenthine, précieuses surtout contre le catarrhe vésical concomitant. Tous les matins, 1 gramme de solurol dans un verre d'eau de Martigny, *lithinée*; tous les soirs, en se couchant, une tasse d'infusion *chaude* de fleurs de fèves, avec une cuiller à café de glycérine, pour activer les échanges organiques, dissiper l'engouement rénal et dissoudre, dans l'intimité des tissus, les déchets nutritifs accumulés.

Le graveleux évitera l'inaction corporelle et l'abus du lit, qui ralentit ses combustions et sature son sang de produits viciés. Il tiendra son ventre libre par des lavements abondants et diurétiques *à garder le plus possible* (tous les jours, un verre d'uva ursi et 1 gramme de salol, précédés d'un lavement simple). L'exercice et l'entraînement sous toutes les formes, en plein air; les frictions et les massages, la douche lombaire froide à 8°, accompagnée d'une douche en pluie générale, le tout n'excédant pas 40 secondes, font enfin partie de mes ordonnances journalières. Toutefois, les sudations abondantes sont néfastes aux graveleux, dont elles concentrent les urines.

Quant à la pierre dans la vessie, elle est

justiciable de la seule chirurgie et se traite par la lithotritie ou la taille. La taille est réservée aux pierres volumineuses. La lithotritie actuelle se fait en une séance et en deux temps, par la méthode de Bigelow : on broie, d'abord, le calcul vésical par le brise-pierres ; puis on en évacue les fragments avec toutes les précautions antiseptiques, par un système d'aspiration à ballon, aussi simple qu'ingénieux. L'usage habituel de l'helmitol est précieux chez les graveleux soucieux d'éviter les récidives.

CHAPITRE XXIV

L'ALBUMINURIE ET SON TRAITEMENT

L'ALBUMINURIE chronique et constitutionnelle des adultes s'installe sournoisement dans l'organisme, à la suite d'écarts de
régime, d'un simple coup de froid (changement de climat, bain de mer), ou d'une
maladie infectieuse (syphilis, influenza, etc.).
Le mécanisme de sa genèse est, d'ailleurs,
assez discuté : ce qui est certain, c'est que les
constitutions arthritiques sont particulièrement
prédisposées à l'albuminurie.

Et cela se conçoit aisément. Les déchets,
mal oxydés, de la désassimilation journalière
irritent, lèsent et empoisonnent le rein : en

d'autres termes, le disposent à la néphrite. Que d'albuminuries, causées par des matières extractives (par l'usage absurde du bouillon, notamment) brusquement introduites, dans le torrent circulatoire, au cours des embarras gastriques et des affections fébriles!

D'abord transitoire, l'albuminurie devient aisément définitive : mais elle est toujours plus marquée à l'issue de repas copieux ou d'exercices musculaires un peu violents. C'est le ralentissement nutritif qui semble surtout cause de l'albuminurie fréquente chez les goutteux : le rein, filtre condensateur des déchets, est, par sa position même, le point de mire des altérations toxiques. La néphrite est le fréquent corollaire de l'artériosclérose, chez les descendants de diabétiques, d'arthritiques, de goutteux. Elle se manifeste, alors, vers la cinquantaine, par des pertes albumineuses dont l'insignifiance est assurément incapable de ruiner un organisme robuste; mais sa continuité crée les redoutables complications *uré-*

miques, si variées et si volontiers mortelles. Pour moi, l'insuffisance fonctionnelle de la peau joue ici un rôle capital dans l'apparition de ces albuminuries insidieuses, apanage des pays froids et humides (Suède, Hollande, Angleterre, région lyonnaise, etc.).

On a justement comparé l'albuminurique à un four mal construit qui laisserait échapper son combustible en nature, avant que ce combustible ait pu se consumer.

Les symptômes douloureux sont si peu importants, que le mal passe inaperçu dans bon nombre de cas. Il s'agit de faiblesse générale, avec palpitations et vertiges, inaptitude au travail, enflure légère des jambes au niveau des malléoles. Bien souvent, on ne découvre l'albumine urinaire qu'à la faveur d'un incident tout fortuit : examen administratif, entrée dans une société de secours mutuels, assurance-vie, etc. D'autres fois, on pratique une analyse à la suite d'une consultation médicale pour lumbago tenace, maux de tête gravatifs avec étourdissements, gonflements palpébraux, troubles visuels ou auditifs. Enfin, le malade a pu observer aussi ses urines, ordinairement pâles, mousseuses et abondantes, d'une odeur de bouillon peu frais; ses tendances marquées à la diarrhée, aux aigreurs et aux pituites; tendances qu'il faut rapporter à l'irritation (par des produits ammoniacaux que n'éliminent plus les reins) de la muqueuse gastro-intestinale, prise pour émonctoire vicariant.

La théocine nous a semblé le meilleur médicament à diriger contre la néphrite interstitielle des arthritiques; elle tonifie le cœur affollé et rétablit les fonctions du filtre rénal.

Quel est en peu de mots, le régime de l'albuminurique? Comme boisson, le lait, un litre par jour, au *minimum*. Comme aliments azotés, les œufs mollets, le poisson très frais, l'agneau, le veau, la volaille, le cochon de lait, bien cuits et pulpés; les purées de

pommes de terre, les pâtes, les légumes verts
et mucilagineux, les fruits, et principalement
le raisin, représentent les hydrocarbures. Après
chaque repas, je tolère, comme digestifs, le
thé ou le café, légers et peu sucrés, ou bien la
bière de malt. Au repas du matin, le chocolat
est avantageux, si, toutefois, il est bien digéré.
Le pain devra être *complet* : on peut lui
adjoindre les biscuits secs, les cakes et les
biscottes. Je fais dans le régime des brightiques, une large part aux potages au lait et
au riz, à l'orge, à la semoule, au gruau
d'avoine, au soya. La crème de lait à la
vanille et les crèmes artificielles (au lait et aux
œufs), ainsi que le fromage frais, sont aussi
très favorables aux malades. Pas de fromage
fermenté, cette « charogne du lait » (Vac-
querie).

Les aliments nuisibles sont ceux qui sont
riches en matières extractives : créatine, xan-
thine, tyrosine, leucine, etc. Leur type est le
bouillon, poison du rein. La venaison et les

viandes noires, marinées; les fromages odorants, les conserves de viandes et de poissons
sont trop riches en azote et trop suspects de
recéler des toxines, pour ne pas être dangereux. Mais il est aussi des végétaux irritants
du filtre rénal : l'oseille, les choux, les tomates,
les raves, les asperges, les épinards. Il faut fuir
les boissons alcooliques, fermentées et distillées, et surtout le champagne, les vins cuits,
les bières fortes, le genièvre et tous les spi-
ritueux en général. Les épices et condiments
(moutarde et poivre); les noix, riches en
albumine peu assimilable; le tabac, agent d'artério-sclérose, doivent être évités, ainsi que le
sel en excès : l'oignon semble, par contre,
excellent pour les malades. On a cru longtemps,
sur la foi de Claude Bernard, à la nocivité
des œufs, dans l'albuminurie : il appert aujour-
d'hui, d'expériences réitérées, que le grand
physiologiste jouissait, à l'égard des œufs,
d'une sensibilité réactionnelle toute spéciale.
On peut donc user des œufs, mais non en

abuser; surtout s'ils sont cuits durs, ils peuvent parfois pousser à l'albuminurie. Tout ce qui est d'une digestion difficile est d'ailleurs, dangereux à cet égard. Je recommande, pour cette raison, toujours aux brightiques de veiller sur l'intégrité de leurs fonctions gastro-intestinales; de manger peu à la fois; de faire, par jour, quatre repas au moins; le dernier, le plus léger, consistant en un potage mélange au lait, un légume et un fruit.

Pour savoir si un albuminurique (l'analyse étant muette) est *définitivement* guéri, je n'ai qu'à lui imposer un repas d'*épreuve*, composé de bouillon, poisson de mer, viandes fortes, vin de Bourgogne, et à analyser, quelques heures après, ses sécrétions. S'il n'existe aucune trace d'albumine, la guérison est solide, je puis l'affirmer.

Il ne faut pas hésiter à imposer aux albuminuriques la diète lactée *absolue* (3 à 4 litres par jour, sans aucun aliment), dès que nous redoutons une alerte urémique : l'oppression respiratoire, les vomissements et la diarrhée, les démangeaisons, les maux de tête violents (tous ces symptômes coïncidant avec la diminution du volume normal des urines) doivent faire dresser l'oreille du clinicien.

Je considère comme très favorable à la cure les longs séjours au lit dans une chambre très aérée. Que de personnes ne rendent de l'albumine que dans la position verticale! Albuminurie *de posture*, disent les Anglais. Immense utilité du lit, conclut Senator (de Berlin).

Les climats d'altitude sont aussi nuisibles que les contrées basses et palustres. Il faut choisir un climat chaud et sec, exempt de changements brusques, comme le littoral méditerranéen en automne, l'Égypte en hiver. Il faut répudier les fatigues intellectuelles; éviter la constipation par l'usage du phosphate de soude (30 grammes à jeun tous les quatre jours) et les grands lavements huileux tous les deux matins (1 litre d'infusion chaude de fleurs de genêts, agité avec 150 grammes d'huile d'olives vierge).

Comme médication proprement dite du brightisme, j'aime à conseiller, à chaque repas principal (deux fois par jour), une petite cuillerée de lactate de strontium dans l'eau de Val-Précieuse et, matin et soir, une pilule de 10 centigrammes de bleu de méthylène. Dès que le mal a accompli son cycle de décroissance définitive (c'est-à-dire au bout d'un mois en général), je remplace le traitement précédent par le sirop iodo-tannique, additionné d'arséniate de soude. Le régime de flanelle et les frictions fréquentes, ainsi que les bains sulfureux, sont de rigueur. En cas de séjour obligatoire à l'appartement, je prescris les inhalations d'oxygène. En cas de douleur lombaire, je pratique enfin, chaque semaine, de légères pointes de feu, suivies d'une application de pommade de pilocarpine à 10 centigrammes pour 100 grammes.

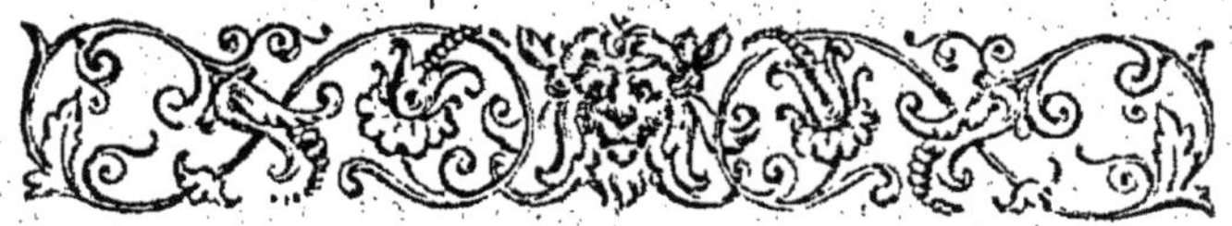

CHAPITRE XXV

LA QUESTION DU SEL

LE sel est-il bon ou mauvais pour les arthritiques ? Cette question agite en ce moment le public, troublé dans ses idées par de récentes observations scientifiques, facilement amplifiées par les gazettes.

En physiologie, nous apprenons que le corps humain renferme environ 200 grammes de sel, dont nous rejetons 8 grammes par jour avec diverses sécrétions. Le sel fait partie intégrante du sang, origine et source de toute nutrition : on ne saurait, sans danger pour le globule rouge, et par conséquent sans menace pour les oxydations dont résulte la vie, diminuer

les 3 ou 4 grammes de sel par kilogr. que renferme le sang normal.

Formé de chlore et de sodium (chlorure de
sodium), le sel assure les propriétés digestives
du suc gastrique, stimule les sécrétions biliaires
et intestinales, augmente la solubilité de la
fibrine et de l'albumine, fournit la soude nécessaire à l'émulsion des graisses, véritable saponi-
fication. Le sel est aussi antiseptique et vermifuge, précieux pour les constitutions lymphatiques et anémiques, prédisposées aux engor-
gements des tissus et à la tuberculose. Son
emploi lustre et vivifie les cheveux : les peu-
ples les plus chevelus (Bretons) sont aussi les
plus consommateurs de sel. On connaît le
poil luisant des bestiaux soumis au régime
salin.

L'abus du sel n'est, toutefois, point dénué
d'inconvénients. Il irrite l'estomac, cause des
brûlures à l'épigastre, une soif ardente, des
douleurs viscérales, des coliques et de la diarrhée. Une maladie aujourd'hui à peu près éteinte,

le scorbut, semblait due aussi à l'usage continu d'aliments salés : mais le sel y avait probablement moins de part que la privation de végétaux frais et de viandes vivantes, pénétrés de sucs indispensables au sang.

Le docteur Ferret prétend que la cataracte provient assez souvent d'un excès de sel marin dans l'organisme. Il s'appuie surtout, pour étayer cette opinion, sur l'immunité presque complète des Arabes, qui consomment fort peu de sel. Enfin, Richet a démontré que le régime salé est nuisible aux épileptiques ou, plus exactement, qu'il compromet, chez ces malades, le succès de leur traitement bromuré.

Mais ce sont surtout les personnes prédisposées aux œdèmes et aux hydropisies, par suite de maladies des reins, du cœur ou du foie, qui auront avantage à diminuer leur ration de sel. Il est même certains cas graves où la suppression absolue s'impose chez ces malades et où le sel se conduit en véritable poison. Mais ces cas sont rares et le médecin attentif en est le seul juge. Tout ce qu'il y a à retenir des derniers travaux sur cette question, c'est qu'il ne faut pas abuser du sel dans l'alimentation journalière.

Il n'en est pas moins avéré que, pour le maintien de l'état de santé intégral, la régulation de l'équilibre physico-chimique, en notre économie vivante, la constitution irréprochable de nos tissus et de nos humeurs, la protection efficace de nos cellules contre certains poisons, un usage régulier du sel de cuisine est indispensable.

D'autre part, les 30 grammes par jour que nous ingérons couramment représentent une dose probablement exagérée pour notre ration d'entretien et d'utilisation quotidienne. Car le but principal dévolu au sel semble être surtout la régularisation de la pression *osmotique* du sang : Achard définit le sel : une sorte de monnaie servant aux échanges et circulant sans altération.

Un *maximum* de 10 grammes par jour doit suffire aux sujets normaux. Un plus large usage

convient aux personnes anémiques et lympha-
thiques, à celles dont la pression sanguine est
insuffisante, dont les sécrétions viscérales sont
peu actives. Le sel semble excellent aussi pour
les personnes qui souffrent de pharyngite
sèche : son simple contact avec la langue
active toutes les sécrétions buccales, de même
que dans l'estomac, le sel stimule les sécrétions
gastriques. Il est certain que, sans sel, on digère
fort mal les viandes et les légumes ; c'est
même l'une des raisons pour lesquelles la
dyspepsie est si fréquente dans les couvents,
où l'on dédaigne ce condiment indispensable.

Les personnes souffrant d'acidités persistantes de l'estomac, de tendances à l'entérite,
les albuminuriques, les cardiaques, les cirrho-
tiques, les obèses et en général tous les prédisposés aux œdèmes et aux hydropisies feront
sagement de réduire au *minimum* leur ration
alimentaire en chlorure de sodium. C'est,
assurément, la grande pauvreté du lait en
chlorures qui explique, en partie, les succès

traditionnels du régime lacté, au cours de ces diverses maladies chroniques.

Lorsqu'on veut guérir des œdèmes ou hydropisies rebelles, il faut instituer le régime *sans sel*, avec pain spécial, lait, viande, poisson d'eau douce, œufs, beurre, crème fraîche, fromage blanc, pomme de terre, riz, petits pois, carottes, chicorée, laitue, poireau, haricots verts, céleri, artichaut.

On suppléera alors au défaut de saveur des aliments par le moyen d'un peu de gelée de viande sans sel et par l'intervention des bouquets de thym, laurier, cerfeuil, persil, estragon, etc. Certaines sauces (béarnaise, hollandaise, mousseline, mayonnaise) peuvent aussi se préparer sans sel. Enfin, les sucreries et pâtisseries, les fruits, le chocolat, le café, le thé, la bière et le vin, pris en petite quantité, viendront faciliter la tolérance du régime *achloruré*, prescrit en ce moment, avec certains succès, contre les hydropisies des albuminuriques et des cardiaques.

CHAPITRE XXVI

LE DIABÈTE ARTHRITIQUE

LE diabète représente l'une des modalités les plus communes de l'arthritisme. Ses alternances avec la goutte et le
rhumatisme s'observent couramment chez les
individus et dans les familles ; les caractéristiques des maladies par ralentissement nutritif
ne sont-elles point l'hérédité et la transmis-
sibilité dans les mutations ? Le diabète nous
fournit ainsi la preuve clinique irréfutable de
la communauté originelle d'affections en apparence très diverses :

« *Faciès non omnibus una,*
« *Nec diversa tamen.....* »

Le début, insidieux et sournois, du diabète arthritique ou hépatique est presque toujours marqué, de trente à quarante ans, par une obésité précoce : après la quarantaine, apparaissent les symptômes plus précis de faim et soif inusitées, urines abondantes, lassitude musculaire et intellectuelle, dégoût de la vie, intolérance à l'inanition, lumbago habituel, impuissance plus ou moins marquée, poussées de furoncles ou d'eczéma, sécheresse buccale, langue rouge, déchaussement des dents, névralgies, diminution de l'acuité visuelle et auditive, crises d'asthme, calvitie en clairières, démangeaisons et sécheresse de la peau, ongles cassants. La quantité des urines est presque toujours doublée et recèle, à l'analyse, 100 à 150 grammes de sucre dans les vingt-quatre heures.

Parmi les symptômes que je viens d'énumérer, certains peuvent manquer, la faim exagérée, par exemple : la soif est plus constante. L'augmentation du volume des urines peut passer inaperçue : mais il est rare que le diabétique ne remarque pas qu'il est obligé de se relever, la nuit, maintes fois, pour uriner. Souvent aussi, l'entourage du malade est mis en éveil par un changement soudain dans le caractère : enjoué d'habitude, le chef de famille devient enclin à la tristesse ; sa confiance sereine en l'avenir se trouve remplacée par des idées délirantes de ruine, etc.

Les causes occasionnelles du diabète arthritique sont : les écarts de régime, les émotions répétées, les revers de fortune, la colère, les chagrins profonds; parfois, une chute, un accident, une opération chirurgicale. La fréquence du mal est grande, surtout chez les personnes de quarante à soixante ans assises et sédentaires. Mais il faut se méfier de ses allures trompeuses et de sa forme mortelle, qui n'est point rare chez les jeunes gens. Les rentiers, les notaires, les prêtres, les savants, les financiers (surtout les juifs), dont l'existence est peu active et dont les facultés cérébrales sont

toujours en émoi, fournissent au diabète de
nombreuses victimes. Les monuments où se
trouve réuni le plus grand nombre de diabétiques sont : l'Institut, la Bourse et le Parle-
ment. L'ambition, la tristesse, les préoccupations pécuniaires et les perturbations morales
de tous ordres sont, avec l'alimentation, les
causes les plus importantes à considérer : et
ce qui le prouve amplement, c'est la fréquente
coïncidence du diabète entre conjoints parta-
geant un commun régime et une parité de
soucis. Il est vrai qu'aujourd'hui, les concep-
tions les plus absurdes n'effrayant plus personne du moment qu'il s'agit de microbisme,
on a tenté d'expliquer ces faits de diabète
familial par une invraisemblable théorie de
transmission contagieuse.

La grossesse et l'allaitement excitent le diabète chez la femme arthritique : il en est de
même de l'âge de retour, qui éveille tant de
troubles nutritifs, alors que se tarit ce flux
périodique qui domina toute la vie féminine.

Malgré tout ce que nous savons des causes du diabète, ce mal demeure une énigme, à moins de vouloir, comme le dit Frerichs, prendre pour vérités des hypothèses plus ou moins plausibles. Le miroir de la vérité s'est brisé en tombant sur la terre et nous n'en possédons que les morceaux !

Bien soigné, le diabétique, vit aussi vieux qu'un sujet bien portant. Pour combattre des pertes incessantes, l'alimentation doit être tonique et substantielle. Mais on en élaguera entièrement le sucre et toutes les substances sucrées, et l'on restreindra, autant que possible, les féculents et les farineux. Les œufs, le poisson, la viande, les volailles, les graisses, les huiles et surtout le beurre, le vin rouge coupé de décoction de quinquina, les infusions dynamophores de café, thé et surtout maté, en formeront la base. Les légumes frais, sauf ceux qui sont sucrés (carottes, navets, betteraves) viendront tempérer ce que le régime pourrait avoir d'échauffant. Comme potages, on conseillera le bouillon aux œufs pochés, la soupe à l'oignon et au fromage, la julienne sans carotte ni navet. On remplacera, dans les fritures, la farine par le blanc d'œuf, et dans les sauces, le jaune, etc.

Les excès de féculents et surtout de sucre se retrouvent fréquemment dans les antécédents des diabétiques : mais c'est surtout la suralimentation qu'il faut incriminer. Aussi, voit-on le diabète gras, lorsqu'il est au début, guérir parfois par la simple sobriété et la restriction alimentaire : n'est-ce point, d'ailleurs, une sûre méthode, pour augmenter le tirage des combustions, que de ne point charger de trop de combustibles la machine animale ?

Gardons-nous des exagérations du régime carné chez les diabétiques. C'est un bon moyen de supprimer le sucre, mais souvent au détriment du « sucrier ». Un diabétique trop exclusivement nourri de viande s'affaiblit et devient plus exposé à l'amaigrissement, à l'albuminurie, à la tuberculose, au coma. En général il faut autoriser, par jour, 150 grammes de mie de pain desséchée et 100 grammes de pommes de terre en robe de chambre. On remplacera le sucre par la saccharine alcalinisée et, en cas de maigreur, par la glycérine chimiquement pure.

Le sel de cuisine est très utile aux diabétiques. Il en est de même du lard, du caviar, des rillettes, du jambon, de la graisse d'oie, des olives, des huîtres, escargots, grenouilles, écrevisses, sauce mayonnaise, etc. Le foie des herbivores excite la glycosurie : il en est de même des asperges, de la bière, des boissons gazeuses en général, du lait, etc. Le fromage à la crème est un aliment à rechercher.

Je l'ai dit et répété dans mes ouvrages sur le diabète[1] : ne nous acharnons pas à faire disparaître de l'urine, par un régime féroce, les moindres traces de sucre. Mieux

[1] *Hygiène et traitement du diabète*, 1 volume (6ᵉ édit.). — *Comment on se défend contre le diabète* (une broch.).

vaut pisser son glycose que le garder dans le sang : d'ailleurs, à petites doses, les féculents sont assimilés et n'augmentent guère la glycosurie. De plus, la variété alimentaire est le meilleur appoint d'une bonne nutrition, tandis que la monotonie du régime est mère du déchet assimilateur. C'est ainsi que le lait, riche en sucre (lactose), rend de grands services en cas de complications du côté du cœur, du foie ou des reins, et de gastrite catarrhale par exagération d'un régime carné intensif. La diète lactée retarde l'inévitable cirrhose causée par le surmenage hépatique chez les gros mangeurs. Et vous savez que les diabétiques mangent souvent à la façon du Panurge de Rabelais avec « nécessité urgente de se repaître, dents aiguës, gorge sèche, ventre vide, appétit strident : c'est baume de les voir briber ».

Il faut redouter les dangers des boissons distillées ou fermentées, si étendues qu'on les suppose, lorsqu'on y a trop fréquemment recours pour apaiser une soif inextinguible. C'est dans ces excès que prennent bientôt naissance les lésions hépatiques, albuminuriques et aortiques. Les anthrax et la gangrène dite diabétique sont souvent dus à des lésions éthyliques profondes des vaisseaux. Souvent aussi, la suppression du tabac s'impose chez le diabétique arthritique, parce que, d'une part, le malade est artério-scléreux et prédisposé à l'angine de poitrine, et que, d'autre part, il n'a nul besoin d'augmenter artificiellement sa soif ni sa propension aux boissons alcooliques.

« Le diabète se guérit, dit Bouchardat, par l'exercice de toute la vie. » Le diabétique évitera donc de succomber au sommeil après ses repas. Il vivra au grand air, dans un climat chaud, capable d'augmenter la dépuration cutanée, dans le voisinage des forêts, dont les émanations ozonisées activeront la respiration et l'hématose torpides. Les diverses cures d'eaux (et principalement celle de Vichy-

État) lui rendront de grands services : les bains sulfureux chauds additionnés de sel et de gélatine suppléeront, au besoin, à la cure thermale naturelle.

Les pays froids et humides possèdent sur la genèse du diabète arthritique une action incontestée, surtout parce qu'ils nous confinent à la chambre, et que l'air de la chambre est notre plus mortel ennemi. Le diabétique fera donc bien de ne jamais délaisser l'air pur, les frictions, les massages, l'exercice actif. Mais il doit se garder de l'exagération et redouter la chasse, la bicyclette, les voyages fatigants, capables d'entraîner des sueurs profuses ou du surmenage musculaire, qui se paient souvent par la pneumonie infectieuse ou le coma diabétique ; les autres causes de cette redoutable complication sont la dépression par les peines morales et les troubles digestifs (indigestions, diarrhées, etc.).

Quelles sont les meilleures médications du diabète arthritique ? Ce sont d'abord les alcalins. J'aime à les prescrire sous forme de la poudre suivante : bicarbonate de soude, 10 grammes ; formiate de soude, 4 grammes ; salicylate de soude, 1 gramme ; carbonate de lithine, 50 centigrammes ; poudre que l'on prend, en deux ou trois fois, dans les 24 heures, avec un peu d'eau de l'Hôpital. On la continue vingt jours de suite : les dix autres jours du mois, on la remplace par XV gouttes de Fowler et XV gouttes de Baumé (cinq de chaque, trois fois par jour, avant de manger).

En cas de soif excessive et d'appétit vorace, je préconise l'élixir parégorique (XX à XXX gouttes par jour) et le bromure de sodium (2 à 3 grammes). Si les urines sont très abondantes, je prescris, trois fois par jour, l'une des pilules : extrait de valériane, 0,15 ; ergotine, 0,05 ; poudre de racine de belladone, 0,05. Ces pilules sont bien préférables à l'antipyrine, trop vantée. Chez les diabétiques pâles et anémiés, je donne le perman-

ganate de potasse en solution aqueuse à 5 p. 100
(XX à XXX gouttes avant chaque principal
repas dans du vieux bordeaux ou de la décoction de maté). Le diabète étant une maladie de
désassimilation organique est essentiellement
justiciable des agents nervins comme le maté.
Je conseille aussi, comme boissons favorables,
les tisanes de badiane, d'écorces d'oranges
amères, de jambul, de coca, de kola, de gua-
rana, le cacao et le thé sans sucre, etc.

Contre les troubles digestifs, je donne la
quassine et la pancréatine avant les repas et
l'acide lactique après ; en cas de diarrhée,
l'eau de chaux, le phosphate de chaux,
l'opium. Les gargarismes phéniqués et les
cellutoires au borax triomphent souvent de la
sécheresse râpeuse de la bouche, entreteneuse
habituelle de la soif ; je calme aussi cette dernière par de grands lavements avec l'infusion
de sauge additionnée d'un peu de sel de
Seignette. Les aigreurs s'apaisent par la craie
préparée et la magnésie calcinée ; on empêche

la constipation par les pilules de fiel de bœuf,
quassine et euonymin. En cas d'albuminurie,
il faut recourir aux sels de strontiane, au
tanin, au bleu de méthylène ; en cas de
gravelle, à la lithine ou mieux au solurol.
Les névralgies, bien que rebelles, sont habituellement enrayées par le bromhydrate de
quinine et le massage local. L'ébranlement
des dents se pallie au moyen des badigeonnages pratiqués, matin et soir, à l'aide d'un
mélange, par parties égales, d'extrait de
ratanhia et de teinture d'iode iodurée. Lorsque
le diabétique a, comme cela est fréquent,
cueilli ses dents une à une, le dentier prothé-
tique lui devient indispensable, pour favoriser
la mastication des viandes, mastication dont
l'insuffisance est une cause fréquente de
troubles digestifs et, par conséquent, d'aggravation du diabète.

Les deux cinquièmes environ des diabétiques succombant par les poumons, il faut
veiller, avec un soin jaloux, d'abord sur la

débilité générale et l'amaigrissement ; puis, soigner comme graves les moindres refroidissements, enrayer le coryza par la pommade au salol, menthol et cocaïne et la bronchite par l'huile de foie de morue créosotée ou eucalyptée.

La complication la plus grave du diabète, c'est assurément le coma, puisqu'il est presque toujours fatal. Un tiers des diabétiques meurt de coma ; pour le prévenir, on évitera, dans la mesure du possible, les émotions morales et les fatigues physiques, on combattra l'embarras gastrique et la diarrhée par la diète lactée, etc. Les signes du coma sont : les troubles digestifs (pesanteur d'estomac, inappétence, météorisme), la difficulté respiratoire, l'amaigrissement, la dépression cérébrale ; une odeur spéciale, acétique et chloroformée, à la fois, de l'haleine et des urines. Dès que l'on constate ces symptômes précurseurs, il faudra instituer la diète lactée absolue, avec addition de 50 centigrammes de benzoate de lithine par litre de lait. Trois fois par jour, on administrera une pilule avec 10 centigrammes d'extrait de noix vomique et 5 centigrammes de sulfate de spartéine. Les frictions alcooliques et les inhalations d'oxygène seront pratiquées toutes les trois heures ; matin et soir, on fera prendre un lavement ainsi composé : décoction de 30 grammes d'uva ursi, 500 grammes ; sulfate de soude, 30 grammes ; glycérine, 20 grammes) à garder le plus possible). Si le malade accuse une soif exagérée, on pourra remplacer le lait par le képhyr. En cas d'oppression intense, je recommande les bains très chauds, les courants électriques continus dans la région du diaphragme et les injections sous-cutanées alternatives d'éther ou de caféine salicylée. J'ai administré aussi, avec succès, dans un cas de ce genre, la diurétine à l'intérieur (la diurétine est un salicylate double de soude et de théobromine).

Un mot, pour terminer, sur la chirurgie

des diabétiques. Bien qu'avec l'asepsie contemporaine, il n'existe plus de *noli me tangere* en chirurgie, il sera sage de ne pratiquer, chez les diabétiques, que les opérations indispensables, non seulement parce que ces malades constituent, pour tous les microbes des plaies, un idéal milieu de culture, qui exalte les virulences ; mais aussi parce que le traumatisme opératoire retentit ordinairement, d'une manière des plus fâcheuses, sur le système nerveux central de ces « sensitives ».

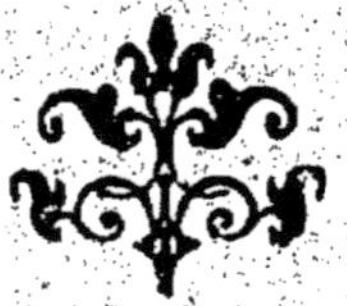

CHAPITRE XXVII

LA PHOSPHATURIE

LA phosphaturie ou diabète phospha-
tique est un trouble permanent de la
nutrition générale. Elle se traduit par une
abondante émission de phosphates urinaires,
qui, de 6 à 7 grammes, peuvent monter jusqu'à 30 et 35 grammes dans les vingt-quatre
heures. On conçoit que cette déperdition
journalière entraîne, à la longue, la maigreur,
le dépérissement, et même la consomption
tuberculeuse. La phosphaturie est toujours
accompagnée, du reste, de *polyurie*, c'est-à-
dire que les pertes aqueuses de l'organisme sont
parallèles aux pertes phosphatées : j'ai soigné,

pour ma part, un phosphaturique qui rendait 9 à 10 litres d'urine par jour. Les urines des phosphaturiques sont souvent louches, laiteuses et presque semblables à des urines purulentes.

Une soif exagérée, la sécheresse de la peau, accompagnée de démangeaisons et souvent de furoncles; des douleurs rhumatismales, erratiques, un affaiblissement marqué des fonctions visuelles (avec ou sans cataracte), un essoufflement habituel, avec palpitations : tels sont les principaux symptômes qui peuvent faire soupçonner la phosphaturie. Souvent, le malade présente des antécédents nerveux et arthritiques. Son appétit est conservé et parfois même accru, mais ses digestions sont ordinairement lentes et pénibles. Il s'enrhume facilement, se plaint d'oppression et de grandes faiblesses dans les jambes. Le teint est pâle et souffreteux, le moral souvent découragé : le moindre effort physique ou intellectuel devient pénible et douloureux.

Les phosphaturiques sont sujets à des

névralgies et à des symptômes neurasthéniques : ce qui n'a rien d'étonnant, l'épuisement de l'organisme en phosphates atteignant surtout la substance nerveuse, si
riche en phosphore. L'impuissance, chez
l'homme, et l'aménorrhée, chez la femme,
complètent le tableau morbide. Souvent aussi,
j'ai constaté les vertiges, le tremblement,
l'insomnie, les cauchemars, la perte de
mémoire, ainsi qu'un « état de crainte géné-
ralisée et indéfinissable, avec douleurs par-
tout » (telles sont les expressions *textuelles*
employées par l'un de mes malades). Dès
qu'apparaissent les premiers symptômes de
débilité et de langueur consomptive, il faut
se hâter d'instituer un traitement énergique ;
sinon, les forces s'en vont graduellement, la
maigreur devient squelettique et le phosphaturique ne tarde guère à succomber, après une
courte période de marasme fébrile, dont le
tableau évoque assez celui de la phtisie galo-
pante.

Plus fréquente chez l'homme que chez la femme, la phosphaturie atteint plus volontiers les quadragénaires, à la suite d'excès, de surmenage, de violentes secousses morales, pertes de fortune, déceptions amères, etc. L'arthritisme et les excès de tous ordres contribuent souvent aussi à la genèse de ce profond trouble nutritif, qui n'est pas sans analogie avec le diabète sucré et l'albuminurie, puisqu'on le voit souvent précéder et parfois accompagner l'un et l'autre...

Voici le traitement que je conseille contre la phosphaturie. Matin et soir, je donne, dans une décoction chaude de quinquina jaune, 1 gramme d'hypophosphite de calcium. Avant chaque repas, je fais prendre un bol composé de 1 gramme d'extrait de valériane et de 1 centigramme d'arséniate de fer; après chaque repas, je prescris une cuillerée à soupe de la solution de lacto-phosphate calcique du Codex. Les symptômes nerveux sont activement combattus par le bromure de sodium. Matin et soir, je fais pratiquer, sur tout le corps, une friction sèche prolongée au gant de crin.'

On doit, naturellement, en prescrivant une alimentation richement phosphatée, s'efforcer de réparer les pertes de l'organisme en phosphore : les bouillies de céréales (et d'avoine principalement), le lait et les fromages cuit, le poisson, les mollusques et crustacés, les cervelles, les œufs, la bière de malt, l'huile de foie de morue représentent le régime ordinaire des phosphaturiques. Il faut aussi recommander, à ces malades, *les cures d'eaux minérales*, avant qu'ils ne soient entrés dans une période cachectique qui les contre-indiquerait. (Les sulfureuses et les chlorurées sodiques chaudes nous ont donné, dans cette maladie, de fort beaux résultats curatifs).

La phosphaturie traduit, en somme, la dénutrition des organes riches en phosphore, et principalement du système nerveux. Il ne suffit pas de fournir un supplément nutritif des phosphates alimentaires ; il faut aussi supprimer tout ce qui favorise la dissolution des phosphates organisés et leur élimination. Le sucre, les acides, les pâtisseries, le vin, sont dangereux à cet égard ; le thé et le chocolat, l'oseille, la tomate, les haricots verts, le poivre sont également à interdire. Après chaque repas, je permets un peu de café sans sucre (noir ou à la crème). Il faut éviter, en général, les aliments fermentescibles, toujours producteurs d'acides : les sauces de haut goût, les salades, la charcuterie grasse, le bouillon, les fritures, le pain frais, les fruits crus, les radis, le céleri, le raifort, les concombres, etc. Comme pain, je recommande le pain de son, le pain bis rassis ou le « pumpernickel », légèrement desséchés au four en tranches minces. Quant aux légumes, on les fait toujours cuire à la vapeur, sans sel, afin de leur laisser leur teneur intégrale en phosphore. Au moment de les servir, on les écrase en purée et on les condimente légèrement : les fèves de marais, les navets, les haricots rouges, les lentilles roses ou d'Ésaü, les pois jaunes dits d'Alsace, les raves, les choux de Bruxelles, choux-fleurs, céleri-rave, cerfeuil bulbeux, ignames, patates, endives, salsifis et artichauts sont les légumes les plus riches en matériaux phosphorés. Notez-les avec soin.

Il ne faut pas confondre la phosphaturie avec la *gravelle phosphatée*, excès de dépôts ammoniaco-magnésiens dans les sédiments urinaires. Cette dernière affection est essentiellement *intermittente* et n'épuise en rien l'organisme, tandis que la phosphaturie vraie est *continue* et dangereuse par sa continuité même. Pour la reconnaître chimiquement et poser ainsi un diagnostic positif, il faut employer la solution titrée d'acétate d'urane, qui précipite les phosphates en présence de l'acide acétique libre. On mélange l'urine avec une solution d'acétate de soude et l'on ajoute le liquide titré, tant qu'il se forme un précipité : pour reconnaître que la liqueur n'est pas en excès, on utilise la propriété des sels d'urane, qui précipitent en brun rouge en présence du cyanure jaune de potassium. Je donne ces détails de chimie pour permettre aux malades atteints de phosphaturie de suivre, pas à pas, les diverses phases de leur affection et de contrôler (comme le font les brightiques et les glycosuriques) les influences, bonnes ou mauvaises, du régime hygiénique et des médicaments qu'on leur prescrit.

On est bien près de guérir quand on connaît l'essence de son mal.

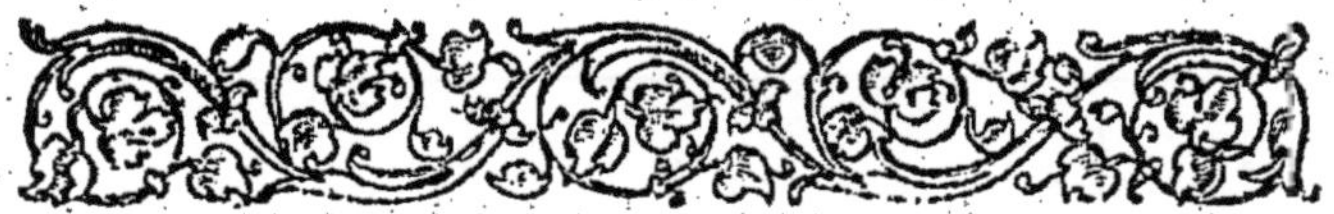

CHAPITRE XXVIII

Sous le nom générique de *cancer*, on a coutume de grouper toutes les tumeurs malignes ou susceptibles de généralisation.

Le cancer est une maladie infectieuse et même inoculable par greffes. Son origine réside en une rupture d'équilibre survenue dans la nutrition profonde et intime des tissus. Le cancer apparaît sous formes de plaques, de boutons, de tumeurs. Il tend à s'accroître et non à rétrograder ; récidive, après ablation, sur place ou à distance ; se propage volontiers de proche en proche, engorgeant les ganglions et se généralisant aux viscères, pour infecter

finalement le sang et la nutrition tout entière.
Il s'agit d'une suractivité désorientée entraînant le développement anarchique de certaines
cellules qui se révoltent contre l'économie organique ou se conduisent en véritables para-
sites envahisseurs.

Les organes le plus souvent atteints par
le cancer sont, par rang de fréquence : l'estomac, la matrice, les seins, le foie, le rectum.
D'abord, il ne produit guère que des symptômes locaux : douleurs, sécrétions fétides,
hémorragies (dues aux ulcérations), œdèmes
(dus à la compression, ainsi que les névralgies). Au bout d'un certain temps, apparaît
une cachexie spéciale, caractérisée par de la
maigreur, une teinte jaune paille caractéristique, des idées tristes (comme si l'organisme
prenait conscience de son incurabilité), des
phlébites et hydropisies par altération du sang;
enfin, une diarrhée colliquative précède souvent la mort. En résumé, le cancer présente
une allure essentiellement destructive, soit

mécaniquement ou par « action de présence » de la tumeur, soit chimiquement, ou par diffusion et résorption de ses produits altérés et infectieux. Quant à la contagion de la cellule cancéreuse proprement dite, on a évidemment cité des faits qui semblent militer en faveur de cette théorie ; mais ce mode de transmission est loin d'être ordinaire, s'il n'est pas impossible.

La vérité est que le cancer est, le plus souvent, une affection personnelle ou *diathésique*. On doit le considérer comme l'aboutissant final et le terme ultime de la diathèse arthritique, ce protée pathologique de notre époque contemporaine. Le cancer augmente, en effet, singulièrement, avec la civilisation, avec le bien-être de la table, et surtout avec le développement intensif d'un régime carné et succulent. Exceptionnel chez les herbivores et dans les pays chauds ; presque inconnu chez les Indiens, les fellahs et les trappistes, qui pratiquent le régime végétal, le cancer est très

commun, au contraire, dans les races carnivores et dans les pays tempérés et septen-
trionaux, où la frugalité n'est guère; il faut
le reconnaître, la vertu appréciée. Pour tout
observateur philosophe, il appert que c'est
à son alimentation surazotée que notre bour-
geoisie dirigeante est redevable de cet impo-
sant tribut qu'elle paie, depuis un demi-
siècle surtout, aux affections cancéreuses de
tous ordres. Le pourcentage statistique (qui
donne, en France, sur 100.000 habitants,
102 cancéreux, et, à Paris, 42 cancers sur
1.000 décès) prouve la vraisemblance de cette
opinion, admise, d'ailleurs, par la majorité des
médecins instruits. Quant à l'action cancéri-
gène de l'eau des mares, du cidre, de la
viande de porc, etc., elle n'a absolument
rien de démontré.

A partir de cinquante ans, âge de retour,
âge de prédilection pour les tumeurs, les
arthritiques et surtout les héréditaires (je
devrais plutôt dire les *vulnérables* : car, neuf

fois sur dix, l'hérédité du cancer ne gît que dans la transmission familiale d'habitudes antihygiéniques) réduiront avantageusement les albuminoïdes dans leurs menus journaliers. Ils ne dépasseront guère 50 grammes de viande par jour, éviteront l'abus du sel et des condiments ; rechercheront le poisson, les cervelles, le lait, la crème, le beurre, le thé, le cacao, les pommes de terre, les légumes verts et les fruits cuits, le tapioca, le sagou, le maïs, le riz, les pâtes. Ils boiront du vin blanc ou de la bière, coupés d'eau alcaline. L'eau de boisson, d'ailleurs, devra toujours être très pure : car les spores coccidiennes sont suspectes de se développer dans certaines eaux stagnantes et de transmettre le cancer à l'économie humaine.

Les organes prédisposés au cancer sont, il faut le remarquer, les plus sujets aux chocs et aux frottements habituels, et il est incontestable que, dans la genèse des tumeurs, le traumatisme semble souvent en jeu : d'où le précepte d'éviter les traumatismes ou, s'ils se produisent, d'en atténuer les effets dans la mesure du possible. Il est toujours loisible de protéger les seins, si disposés au cancer, contre les froissements et les chocs.

Pour refréner l'aptitude constitutionnelle aux néoplasies, il faut aussi conseiller la vie simple, hors des villes, abritée contre les chagrins, les soucis et surtout l'ambition. Le facteur moral, ici, très important. La dépression nerveuse entraîne une mystérieuse dyscrasie qui rompt notre équilibre vital et compromet la nutrition et l'innervation des tissus. Évitons donc, autant que possible, les passions tristes ou concentrantes. L'hygiène préventive recommande enfin d'éviter d'habiter les vallées, sises aux bords des rivières et des étangs, pour rechercher, au contraire, les pays secs et élevés. On luttera contre la dépression vitale et contre le ralentissement ordinaire des fonctions de la peau (au moment de l'existence où s'enfuit la jeunesse) par le moyen des bains, des frictions, des massages et surtout des *cures d'eaux*. Celles-ci amoindrissent, à coup sûr, le vice nutritif des sujets entachés d'arthritisme : elles rétablissent l'adaptation physiologique des fonctions, en chassant les déchets organiques nuisibles et en stimulant la droiture de l'assimilation normale. Les eaux alcalines diminuent l'acidité du sang et sa trop grande richesse en fibrine. Les sulfureuses et les chlorurées thermales augmentent la contractilité des fibres lisses viscérales, montrent une puissance antitoxique *di primo cartello*, favorisent les péristaltismes éliminateurs et finalement exercent cette étrange action de *remontement* que nous attribuons surtout à la suractivité imprimée à toutes les mutations cellulaires de l'économie vivante.

Je ne saurais citer ici les médications internes, plus ou moins illusoires, préconisées contre le cancer : on peut, toutefois, attendre quelques services des préparations de thuya, de condurango, de chlorate de soude, d'hydrocotyle, de chaumoogra, de chélidoine, de ciguë, de chlorure d'or, d'aniline, d'eau ozonisée, de mastic, de térébenthine de Chypre, d'essence de cannelle, etc. Les traitements par la quinine et surtout par les injections de levures et de sérum ont donné quelques résultats heureux, mais inconstants.

Il faut surtout songer, lorsqu'on a diagnostiqué la tumeur maligne, à la possibilité de l'intervention chirurgicale *précoce*, toujours suivie d'une rémission locale dans la maladie et parfois d'une guérison radicale. On voit même les formes cancéreuses les plus graves, comme les épithéliomas, guérir à la suite des pansements les plus simples, lorsqu'ils siègent dans certaines régions privilégiées, telles que les joues et les paupières. L'action des rayons de Rœntgen est également démontrée comme très heureuse contre les cancers de la peau, lorsqu'elle est sagement dirigée.

En attendant la sérothérapie spécifique, nous devons toujours engager les cancéreux *opérables* à l'intervention chirurgicale précoce ; elle donne, à l'heure actuelle, 25 p. 100 de guérisons.

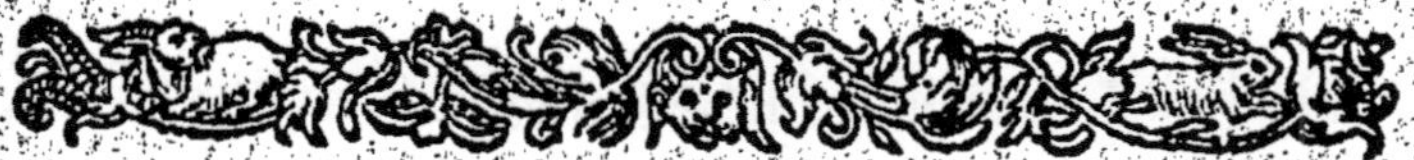

TABLE DES CHAPITRES

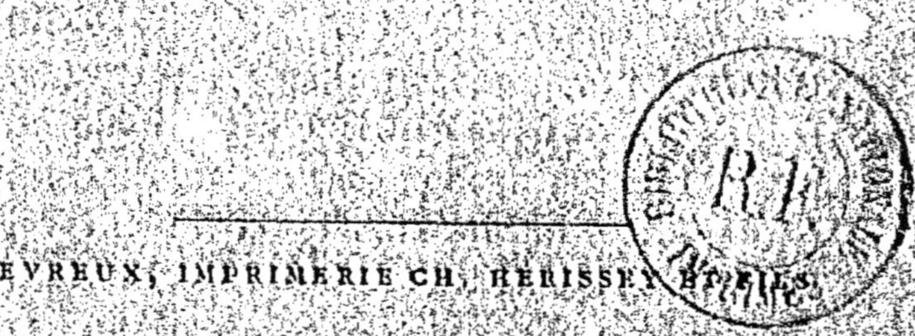

EVREUX, IMPRIMERIE CH. HÉRISSEY